DITES NON AU CHOLESTÉROL

Un cholestérol plus bas naturellement, c'est possible !

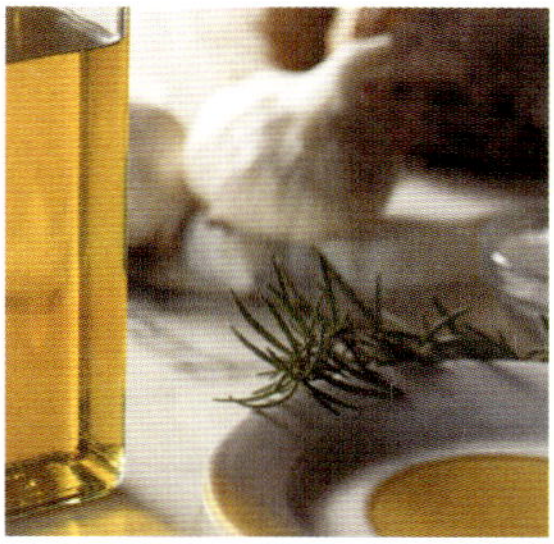

Nathalie Breuleux-Jacquesson
Biologiste

EDITIONS Alpen
Alpen Éditions
9, avenue Albert II
98000 Monaco

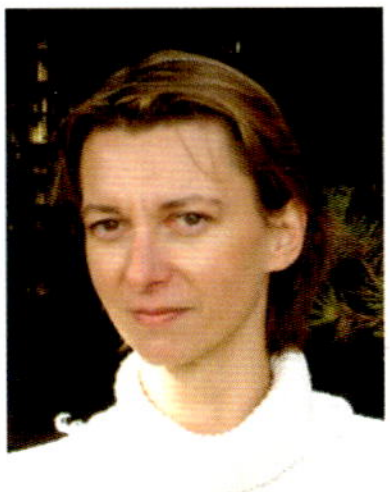

Biochimiste et microbiologiste, Nathalie Breuleux-Jacquesson a mené des recherches en biologie moléculaire à l'Institut Pasteur, puis elle a enseigné la génétique à l'Institut d'Etudes Supérieures de la Roche-sur-Yon. Aujourd'hui elle se consacre à l'écriture et souhaite faire partager à ses lecteurs les toutes dernières découvertes en matière de nutrition et santé.

9, avenue Albert II
MC - 98000 MONACO
Tél. : *00377 97 77 62 10*
Fax : *00377 97 77 62 11*

Crédits photos :
Photo Disc, Photo Alto,
Goodshoot, Eye Wire

Dépôt légal : *2010*
ISBN13 : 978-2-916784-80-9

Imprimé en France
Imprimerie Baud,
Dépôt légal n°544 : 2010
Saint-Laurent-du-Var

imprimé sur du papier issu
de forêts gérées durablement

Introduction

Qui n'est pas concerné de près ou de loin par le cholestérol ? Et comment s'y retrouver dans le dédale d'informations parfois contradictoires qui nous parvient ?

D'un côté on apprend que c'est une substance indispensable à notre corps, de l'autre qu'elle peut déclencher des accidents cardiaques quand elle est en excès.

En France, les médecins prescrivent un traitement à partir de 2,2 g/l (une situation qui concerne un Français sur cinq) tandis que l'Association américaine de cardiologie préconise un traitement dès 2 g/l.

Et nous ne sommes pas tous égaux face au cholestérol : à taux égal, notre voisin de palier se contente de suivre un régime alors que nous avalons des comprimés depuis dix ans.

Alors, qui doit suivre un traitement et à partir de quel taux faut-il traiter ?

Certes il existe de nombreux médicaments très efficaces mais voilà, certains ont été récemment retirés du marché car ils étaient à l'origine

AVERTISSEMENT
Les informations contenues dans ce livre ne peuvent pas remplacer un avis autorisé. Avant toute automédication, consultez un médecin ou un pharmacien qualifié.

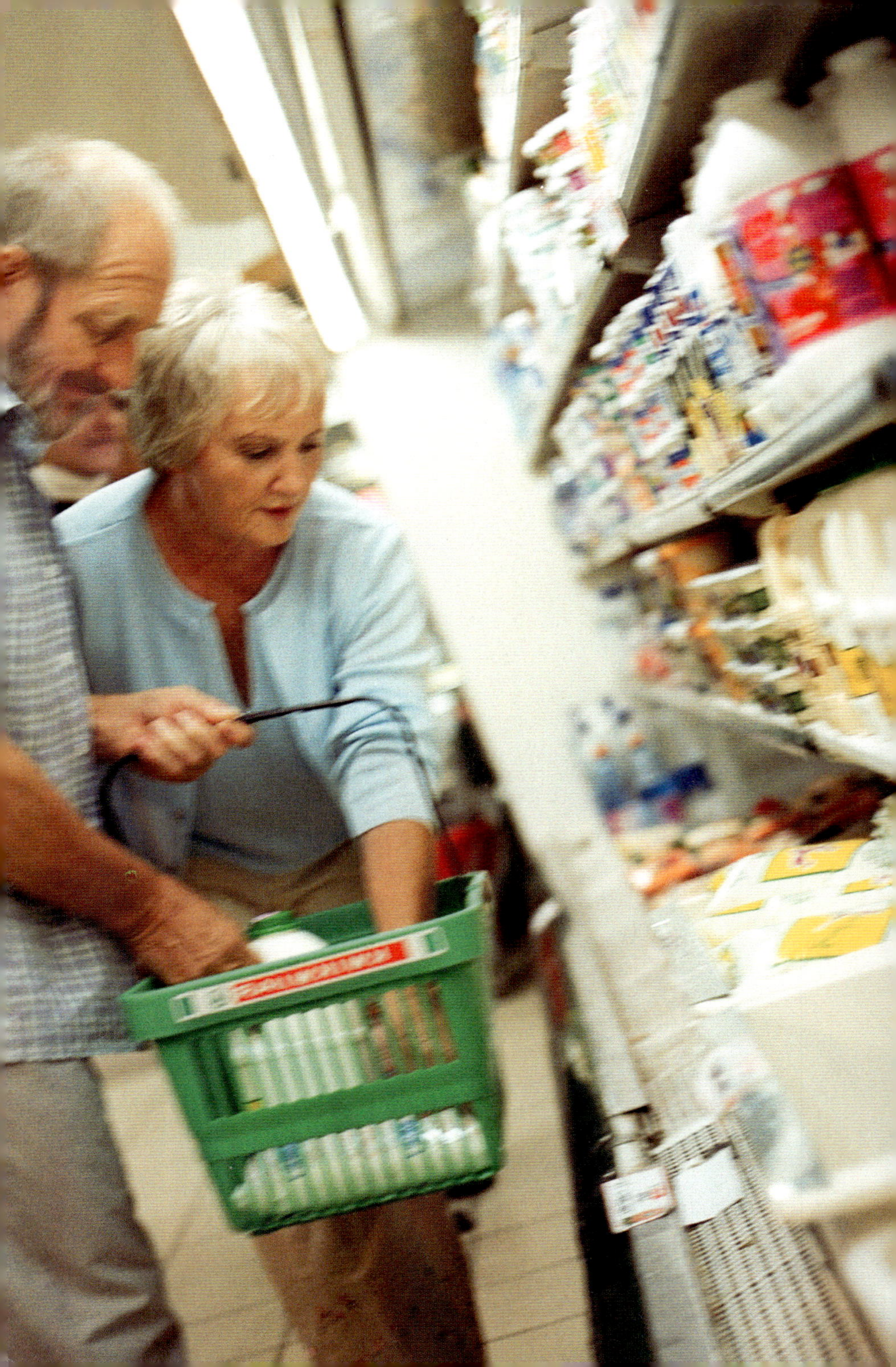

de plusieurs décès, relançant la polémique sur les médicaments hypocholestérolémiants.
Et le rôle de l'alimentation ? Quand on sait que le taux d'infarctus varie d'une région de France à l'autre, qu'il est plus élevé dans les pays industrialisés, il devient intéressant de regarder d'un peu plus près ce qui se trouve dans notre assiette.
Basé sur les découvertes les plus récentes, ce livre tente de répondre à toutes les questions que vous vous posez sur le cholestérol. Il vous donne les moyens de mieux comprendre ce qui se passe dans votre corps et vous aide à choisir le meilleur traitement.
Car finalement, il n'est pas si compliqué de préserver au mieux sa santé cardiovasculaire !

TABLE DES MATIÈRES

LE CHOLESTÉROL ET LES MALADIES CARDIOVASCULAIRES

Le cholestérol, qu'est-ce que c'est ?

C'est une graisse d'origine animale. Le cholestérol n'existe pas dans le monde végétal : les plantes n'en fabriquent pas. Nous, si : il se trouve naturellement dans notre corps où il est extrêmement abondant car présent dans toutes les cellules et dans le sang.

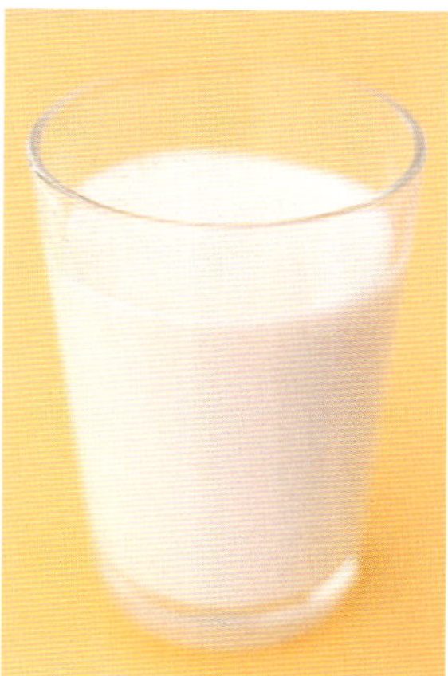

Une bonne part de notre cholestérol d'origine alimentaire est fournie par les laitages.

Le cholestérol a une double origine :

- Le foie en fabrique les trois quarts (cholestérol endogène) suite à une longue chaîne de réactions chimiques orchestrées par de nombreuses enzymes dont la principale s'appelle la HMG-CoA réductase.

- Le reste est fourni par les aliments d'origine animale (certaines viandes, jaune d'œuf, beurre, fromages,...). Un Français absorbe ainsi chaque jour en moyenne 500 mg de cholestérol alimentaire. Entre ce que nous mangeons et ce que produit le foie, c'est près d'un gramme de nouveau cholestérol que notre corps reçoit chaque jour.

La nature fait bien les choses

Notre corps sait réguler la concentration de cholestérol dans le sang. Quand il reçoit trop de cholestérol « alimentaire », il en produit moins. Au contraire, si

Teneur en cholestérol de certains aliments

Aliment	Cholestérol (en mg pour 100 g d'aliment)
Cervelle	2000
Jaune d'œuf	300
Foie	400
Beurre	260
Fruits de mer, crustacés	200
Crème	120
Veau	100
Mouton	77
Fromage à 45 %	75
Poulet	75
Poisson	60
Bœuf	60
Lait entier	13
Lait écrémé	3
Blanc d'œuf	0
Margarine polyinsaturée	0

Indispensable cholestérol

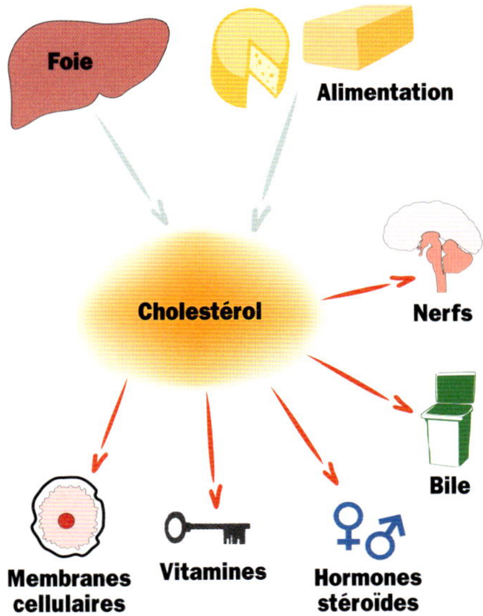

Apporté par les aliments d'origine animale ou produit par le foie, le cholestérol a de multiples et précieux usages dans le corps.

l'apport alimentaire est insuffisant (par exemple en cas de régime pauvre en graisse), le foie compense en augmentant la quantité qu'il produit habituellement.

Le cholestérol : impossible de s'en passer

Nous avons absolument besoin de cholestérol : en effet, le corps l'utilise pour fabriquer des substances indispensables telles que la bile, les hormones sexuelles (progestérone, testostérone, estradiol) ou les hormones du stress (cortisol).
Il sert aussi à produire la vitamine D sans laquelle nos os seraient mous et poreux.
C'est un des constituants de la membrane qui enveloppe toutes nos cellules. Enfin, il est présent dans le cerveau, qui le synthétise lui-même selon ses propres besoins, comme constituant de la gaine de myéline qui entoure les nerfs.

Le bon et le mauvais cholestérol

Le cholestérol n'est pas soluble dans le sang. Pour que nos cellules puissent l'utiliser, il doit être acheminé par un système de transport. Alors que se passe-t-il ?

Le cholestérol est enfermé dans un ensemble de protéines et de graisses qu'on appelle lipoprotéine. Ces lipoprotéines transportent le cholestérol jusqu'aux cellules qui en ont besoin.
Les lipoprotéines qui acheminent le cholestérol sont principalement de deux sortes.
Certaines sont très denses ; on les appelle HDL (en anglais, *High Density Lipoproteins*).
Les autres, de plus faible densité, sont qualifiées, en anglais, de *Low Density Lipoproteins* ou LDL.
HDL ou LDL, il n'y a qu'un seul et même cholestérol mais deux transporteurs différents. C'est le transporteur employé qui permet de différencier le « bon » du « mauvais » cholestérol.

HDL, le « bon côté » du cholestérol

Le HDL est un transporteur modèle. Il récupère le cholestérol en excédent dans l'organisme et le ramène vers le foie où il est éliminé.
On parle de « bon cholestérol » car le HDL nettoie les artères.
Plus il est élevé, plus ce mécanisme de retour et de nettoyage est efficace et moins on risque l'infarctus.

LDL, le « mauvais » cholestérol

Inversement, puisque le corps a absolument besoin de cholestérol, il faut bien l'apporter là où il est utile. C'est le LDL qui apporte le cholestérol fabriqué par le foie aux différents organes.

Lorsque trop de LDL circule dans le sang, le risque est grand qu'il se dépose sur la paroi des artères où il forme alors des plaques appelées « athéromes ». C'est la raison pour laquelle le cholestérol LDL est appelé « mauvais cholestérol ». La formation de plaques d'athérome, appelée athérosclérose, peut conduire à une obstruction totale de l'artère, un blocage de la circulation sanguine responsable d'accidents cardiovasculaires. L'athérosclérose est un processus lent et insidieux. Elle peut passer inaperçue pendant plusieurs années puis se révéler brutalement et dramatiquement… Au début, de petites plaques se forment ; elles ne gênent guère la circulation sanguine. Au fil des ans, si l'excès de cholestérol persiste, la paroi artérielle s'épaissit et se durcit, la plaque grossit, ce qui provoque un rétrécissement du diamètre de l'artère : le sang circule beaucoup moins bien. Le plus grave survient quand la paroi est en mauvais état, instable. Des parties de plaques peuvent alors se détacher, circuler dans le sang et aller boucher une artère plus petite. C'est l'infarctus ou l'attaque cérébrale selon qu'il s'agit d'une artère du cœur ou du cerveau. La prévention est donc capitale !

Le HDL nettoie les artères, mais le LDL a tendance à s'y déposer

C'est l'équilibre entre les deux composantes HDL et LDL qui compte

En règle générale, plus il y a de LDL, plus le risque de maladies cardiovasculaires est élevé.

Mais ce n'est pas toujours si simple. Par exemple, le cholestérol LDL est très sensible à la présence d'oxygène qui le fait « rancir » comme une plaque de beurre. De très nombreux travaux suggèrent que le cholestérol LDL ne devient réellement dangereux que lorsqu'il est oxydé. Il provoque alors des réactions inflammatoires qui abîment les parois des vaisseaux et accélèrent la formation de la plaque d'athérome.

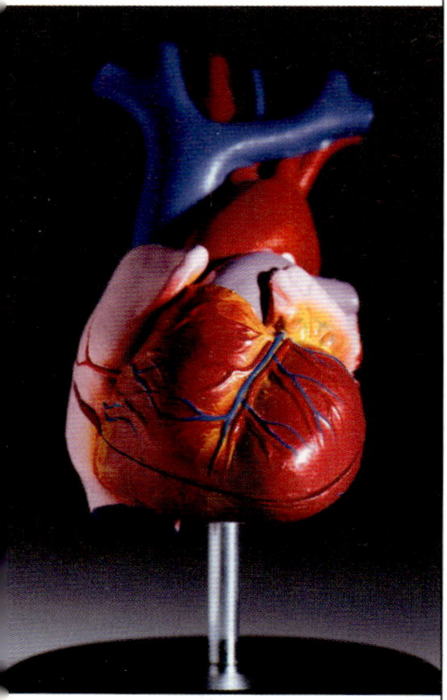

Cholestérol dangereux : comment tout a commencé

Plusieurs études épidémiologiques ont montré que plus le cholestérol sanguin était élevé, plus le risque de maladie cardiovasculaire l'était aussi. Un lien qui ne se retrouve a priori pas chez les Français.

Historiquement, c'est une étude américaine portant sur la santé des habitants de la petite ville de Framingham (Massachusetts), qui a permis de faire le lien entre le cholestérol et notre état de santé : toute la population a été suivie pendant plus de trente ans, ce qui a permis de collecter bon nombre d'informations. Cette étude a montré que le risque de maladie cardiovasculaire augmente lorsque le cholestérol sanguin s'élève.
De nombreuses autres études épidémiologiques à travers le monde ont confirmé ce lien.

Le paradoxe français : le cholestérol, pas les infarctus

Au moment où l'on pensait avoir enfin trouvé le responsable des accidents coronariens, une enquête conduite dans plusieurs pays jetait un doute sur le rôle universellement néfaste du cholestérol élevé. À la fin des années 1950, en effet, des chercheurs britanniques qui comparaient la mortalité coronarienne dans plusieurs pays européens, rapportèrent que les Français semblaient miraculeusement épargnés. Bien des décennies après, la protection dont jouissent les

Français reste toujours réelle et encore mal expliquée. Cette protection est paradoxale, dans la mesure où les Français n'ont, en moyenne, pas moins de cholestérol que leurs voisins européens. D'où le célèbre *French paradox*. Autre particularité : dans la plupart des pays européens, la mortalité cardiovasculaire augmente lorsque le taux de cholestérol s'élève. Mais les Français qui possèdent un taux de cholestérol élevé sont à peine plus exposés aux maladies coronariennes que ceux ayant un taux bas. On assiste à un phénomène similaire dans la population japonaise. Ainsi, le modèle selon lequel un taux de cholestérol élevé prédispose systématiquement aux accidents coronariens doit-il être nuancé.

Mortalité (ajustée pour l'âge) par maladie ischémique du cœur (pour 100 000) en 1987

Pays	Hommes	Femmes
Finlande	386	169
Irlande	372	169
Royaume-Unis	340	157
Norvège	307	123
Italie	144	35
Grèce	132	58
Espagne	109	48
Portugal	108	52
France	104	44

Le paradoxe… du cholestérol !

Pour Michel de Lorgeril, cardiologue internationalement reconnu et père du French paradox, aucun facteur génétique ne peut expliquer le paradoxe français. Idem pour les habitudes alimentaires et la consommation de vin. Comment l'expliquer alors ? Selon lui, cette exception française remet en cause le postulat même selon lequel un taux sanguin élevé de cholestérol augmente le risque cardiovasculaire. Et avec ce point de vue (argumenté), c'est un pan entier de la médecine cardiovasculaire qui menace de s'effondrer !

Le cholestérol n'explique pas tout

Le risque cardiovasculaire ne se résume pas au seul cholestérol. Il existe bien d'autres facteurs susceptibles d'affecter nos artères.

Encore une graisse : les triglycérides

Les triglycérides sont, comme le cholestérol, des graisses apportées par l'alimentation d'origine animale mais surtout fabriquées par l'organisme. Elles ont alors une origine un peu surprenante dans la mesure où elles sont souvent issues de la transformation par l'organisme d'aliments riches en sucres et en amidon. Nous utilisons les triglycérides comme source d'énergie pour nos cellules et comme réserve de graisse dans le tissu adipeux. Elles sont, elles aussi, insolubles dans le sang et possèdent donc leurs transporteurs personnels, des lipoprotéines de très faible densité appelées VLDL (*Very Low Density Lipoproteins*). Lorsque les triglycérides sont élevées, le risque de maladie cardiovasculaire augmente indépendamment du niveau de cholestérol.

Certaines personnes cumulent un excès de cholestérol et de triglycérides. C'est souvent le cas des diabétiques et des obèses. On parle alors d'hyperlipidémie mixte.

Une « mauvaise » lipoprotéine, la Lp(a)

C'est une lipoprotéine particulière, de la famille des transporteurs LDL, qui peut elle aussi se déposer sur la paroi des artères et la fragiliser. De plus, elle s'oppose à la destruction des caillots qui circulent dans les artères. Des études ont montré qu'elle était présente à de très fortes concentrations

L'hypertension artérielle, un autre facteur de risque

Une hypertension artérielle est diagnostiquée chez des personnes dont la tension a été mesurée plusieurs fois (à intervalle de temps) avec un premier chiffre supérieur à 14 (tension systolique) ou un deuxième chiffre supérieur à 90 (tension diastolique). Une personne qui souffre d'hypertension possède des risques de maladies cardiovasculaires plus élevés qu'une personne à la tension normale. L'infarctus fait en effet partie des complications de l'hypertension.

sanguines chez des personnes ayant subi un accident cardiaque. Une réévaluation de la Framingham Heart Study, une des plus importantes études sur les facteurs de risque cardiovasculaire, révèle que la lipoprotéine (a) est un facteur de risque de maladie coronarienne dix fois plus important que le cholestérol ou le cholestérol LDL.

Un acide aminé mal connu des médecins, l'homocystéine

L'homocystéine est un produit de dégradation des protéines alimentaires. Normalement, elle n'est qu'un intermédiaire dans une suite de réactions complexes qui nous permettent de transformer les protéines que nous mangeons en protéines dont nous avons besoin. L'homocystéine n'existe donc normalement qu'à titre transitoire. Mais chez certaines personnes, au lieu d'être réutilisée par l'organisme, elle stagne, s'accumule dans le sang et finit par abîmer les parois des vaisseaux sanguins. De très nombreuses études ont trouvé que les personnes dont les taux d'homocystéine sont élevés ont un risque accru de maladies cardiovasculaires, mais aussi de maladies cérébrovasculaires. Une augmentation de l'homocystéine est donc inquiétante, mais c'est aussi le facteur de risque le plus simple à faire chuter : il suffit d'un apport adéquat de vitamines B6, B9 et B12.

Analyse de sang : ce qui est normal

Cholestérol total	Taux inférieur à 2,8 g/l avant 40 ans
Rapport LDL/HDL	Taux inférieur à 4
Triglycérides	Taux inférieur à 1,5 g/l
Homocystéine	Taux inférieur à 10 mmol/l
Lp(a)	Taux inférieur à 0,3 g/l

Cholestérol sanguin : comment il fluctue

Nous ne sommes pas tous égaux face au cholestérol. Détails.

Chez une personne en bonne santé, le taux sanguin de cholestérol est influencé par des facteurs personnels (hérédité, sexe, âge, poids) mais également par le mode de vie, les bonnes et mauvaises habitudes (alimentation, tabac, stress, activité physique). Ainsi, un stressé, fumeur, gros mangeur, sédentaire peut vivre très longtemps s'il a une bonne hérédité sur le plan cardiovasculaire.

La piste génétique

Quand plusieurs membres d'une même famille ont des taux élevés de cholestérol sanguin, on parle d'hypercholestérolémie familiale. Que se passe-t-il chez ces personnes ? Le récepteur que les cellules synthétisent pour attraper le cholestérol est défectueux : soit il n'est pas fabriqué, soit il fonctionne mal. Il s'agit d'un problème d'origine génétique, ce qui explique qu'il peut passer d'une génération à l'autre.

Conséquence : le cholestérol reste dans le sang et va se déposer sur la paroi artérielle !

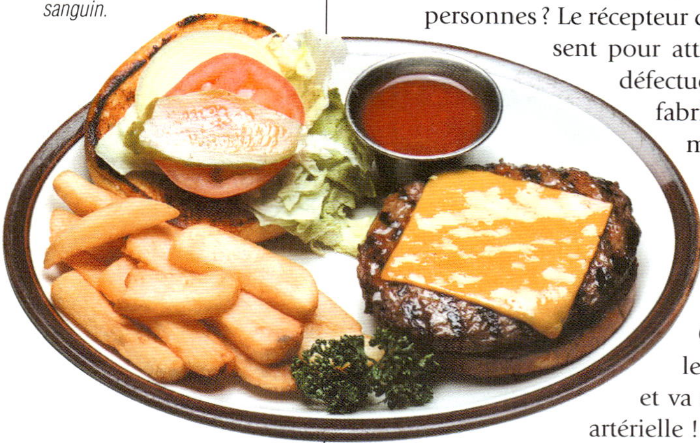

Hamburger-frites : un cocktail redoutable pour le cholestérol sanguin.

Alimentation : sus aux graisses saturées

L'excès de laitages, de viandes grasses et plus généralement de graisses animales est unanimement déconseillé. Ces graisses sont dites saturées parce que leur formule chimique ne leur permet pas d'accepter d'hydrogène. On sait depuis longtemps que les aliments riches en acides gras saturés sont impliqués dans le développement des maladies coronariennes : en effet, la plupart de ces acides gras augmentent le cholestérol total ainsi que le cholestérol LDL (« mauvais » cholestérol).

Cependant, l'un de ces acides gras, appelé acide stéarique, était jusqu'en 1999 considéré comme sans danger. En effet, contrairement à ses congénères, il n'augmente pas le cholestérol. L'excès d'acide stéarique est converti en acide oléique (un acide monoinsaturé de l'huile d'olive). L'acide stéarique était donc considéré avec bienveillance.

Mais voilà : une étude publiée en 1999 et conduite auprès de 80 000 femmes a montré de manière surprenante que l'acide stéarique est associé à un risque coronarien plus élevé que les acides gras saturés qui augmentent le cholestérol. Mécanisme à l'origine de ce résultat : l'acide stéarique diminue le niveau du « bon » cholestérol, le cholestérol HDL, et augmente aussi un autre facteur de risque, la Lp(a). Il pourrait en plus favoriser les thromboses.

Les aliments riches en acide stéarique

Viande rouge

Laitages : lait entier, fromage, beurre, glaces

Chocolat

Huiles de coco et de palme

Fast-foods

Margarines fortement hydrogénées, par exemple pour fritures

Huile d'olive : oui Stress : non

Les huiles végétales protègent... mais toutes ne se valent pas ! Le stress, lui, a en revanche des effets délétères sur la santé cardiovasculaire.

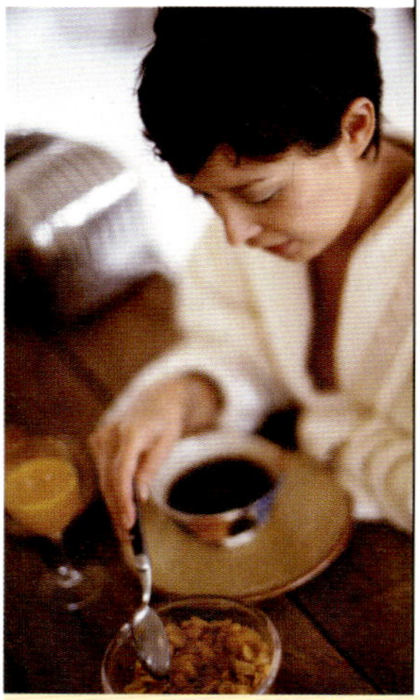

L'étude publiée en 1999 sur l'acide stéarique (lire page précédente) a également confirmé que les huiles végétales sont protectrices. Il s'agit surtout de l'huile d'olive, mais aussi des huiles qui apportent les deux acides gras essentiels (linoléique et alpha-linolénique) dans des proportions harmonieuses : huiles de colza, noix, soja. En revanche, l'huile de tournesol, qui est consommée par la majorité des Français est déséquilibrée car elle apporte trop de l'un des acides gras essentiels (linoléique) et pas assez de l'autre (alpha-linolénique). Si elle fait baisser le cholestérol, elle n'améliore pas la santé cardiovasculaire. Certaines études ont même conclu qu'une alimentation trop riche en acide lino-

Attention au café

Le café contient plein de bonnes choses, en particulier des antioxydants, mais il a aussi la fâcheuse tendance à élever le taux de cholestérol, en particulier lorsqu'il est du type Arabica. Une étude sur 36 personnes a montré que des extraits d'Arabica font grimper le cholestérol sanguin de 1,1 mmol/l en moyenne, alors que le Robusta n'a pas ces désagréments. L'Arabica augmente aussi les triglycérides. L'huile d'Arabica contient des doses importantes de deux substances de la famille des diterpènes, le kahweol et le cafestol : ce sont elles les responsables.

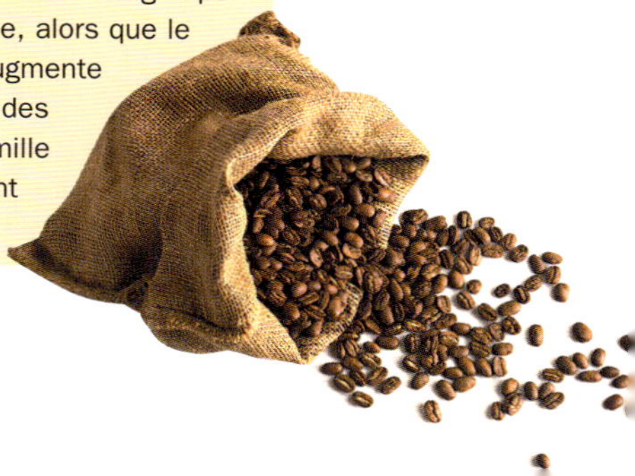

léique (que l'on trouve aussi dans les huiles de maïs et de pépins de raisin) augmente la mortalité coronarienne.

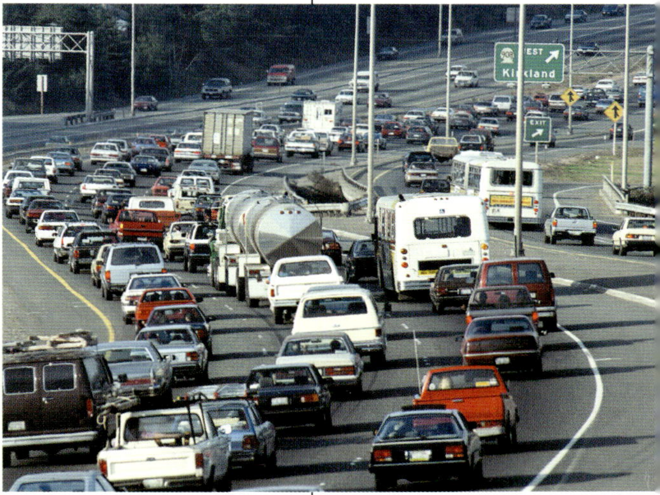

Stress, surmenage : à éviter chez les personnes à risque cardiovasculaire

Le cœur n'aime pas le stress

Ce curieux petit mot a été inventé il y a cinquante ans. Il désigne l'ensemble des réactions de notre corps en réponse à une « agression » extérieure, que ce soit un choc ou une émotion.
Quel lien entre le cholestérol et le stress ? Tout d'abord, quand le corps est soumis à un stress, il fabrique une hormone, le cortisol, synthétisée à partir du cholestérol.
Et un stress très fort peut provoquer un accident cardiaque, c'est bien connu !
Des études ont montré que le stress favorise la progression de la maladie coronarienne. Ainsi, si on soumet un singe à un régime provoquant une athérosclérose et qu'on lui inflige un stress important, la plaque se formera plus rapidement que chez le singe non stressé.
Le stress fragilise-t-il directement nos artères en favorisant la formation des plaques d'athérome ? Il semble plutôt qu'il aggrave la situation chez des personnes à risque.
Toujours est-il qu'il n'est pas bénéfique pour le cœur. Il faut trouver le temps de se détendre !

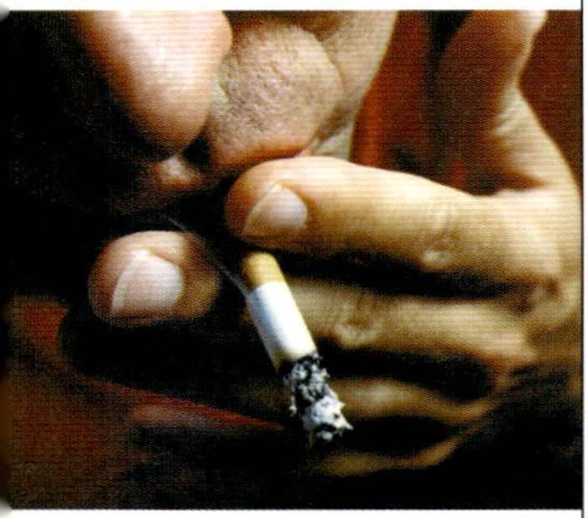

Les fumeurs consomment spontanément moins de fruits et de légumes que les non-fumeurs. Ils reçoivent donc moins d'antioxydants qui pourraient les protéger.

Tabac, poids et sédentarité : des facteurs de risque majeurs

Pour réduire le cholestérol, trois recommandations : arrêter de fumer, perdre du poids et faire du sport !

Le surpoids, la sédentarité et le tabagisme figurent en tête des facteurs de risque du système cardiovasculaire. Et changer ses habitudes a des effets immédiats sur le taux de cholestérol et sur le risque d'infarctus.

Arrêtez la cigarette

Votre cholestérol est un peu élevé, vous aimez la bonne chère, les bonnes viandes en sauce et de temps en temps vous vous offrez un petit cigare pour l'occasion. Passe. Mais attention aux entorses qui deviennent la règle : le tabac diminue le « bon cholestérol », il fragilise la paroi des vaisseaux et finalement amplifie dangereusement le risque cardiovasculaire.

Selon une étude américaine, les fumeurs réguliers (10 cigarettes par jour) ont un risque de mortalité augmenté de 18 % chez l'homme et de 31 % chez les femmes par rapport aux non-fumeurs. Plus surprenant, mais tout aussi inquiétant, les fumeurs mangent plus de graisses animales et moins de fruits et légumes que les non-fumeurs. Et lorsqu'ils font du sport, leur taux de bon cholestérol ne remonte pas pour autant. Pis : le café associé au tabac réduit le bon cholestérol alors qu'il n'a pas d'effet dans ce sens chez le non-fumeur.

Un kilo perdu, 1 % de cholestérol en moins.

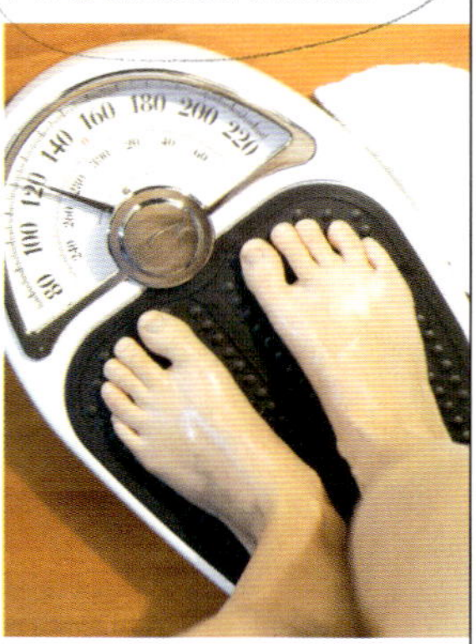

Et voici quand même une bonne nouvelle : celles et ceux qui ont renoncé au tabac voient leur « bon » cholestérol remonter et leur risque d'infarctus rejoindre celui d'un non-fumeur après deux ans d'arrêt.

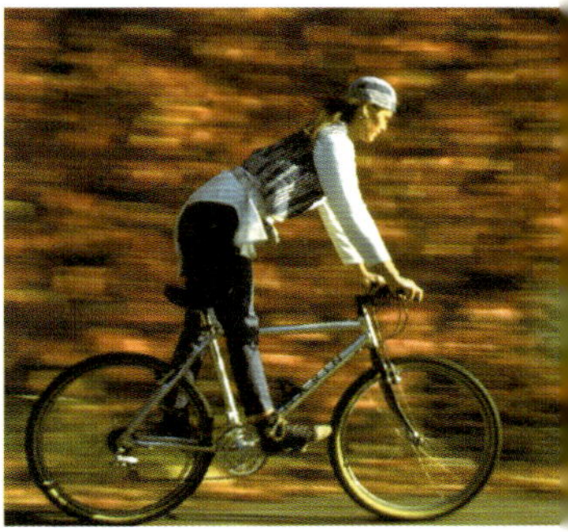

Le sport fait aussi baisser la tension artérielle qui est elle aussi un grand facteur de risque pour les maladies cardiovasculaires.

Surveillez votre balance

Un kilo de plus en 2005, un et demi en 2006, deux en 2007. Trop c'est trop : vous avez décidé de maigrir. Et voici ce qui vous attend : pour chaque kilo perdu, votre cholestérol baissera de 1 %, votre cholestérol LDL de 0,7 %, vos triglycérides de 2 %. Quant à votre cholestérol HDL, il augmentera de 0,2 % !

Courez, bougez, il en restera quelque chose

Une activité physique régulière augmente le HDL, diminue le LDL, tient les triglycérides à distance. Les marathoniens ont un cholestérol plus bas que les sédentaires, mais il n'est pas nécessaire de courir chaque semaine 60 km : le simple fait de laisser la voiture pour marcher (30 minutes par jour), prendre les escaliers au lieu de l'ascenseur peut faire baisser votre cholestérol.

Notez que l'exercice physique est plus important que le poids pour réduire son risque cardiovasculaire : une personne en surpoids qui fait du sport a moins de risque qu'une autre au poids normal mais sédentaire.

Effet de l'activité physique sur le poids, le cholestérol HDL et sur le cholestérol total

	Poids (kg)	HDL (g/l)	Cholestérol total (g/l)
Marathoniens (60 km de course à pied par semaine)	72	0,65	1,87
Exercice moins important (15 km de course à pied par semaine)	75	0,58	2,04
Sédentaire	87	0,43	2,12

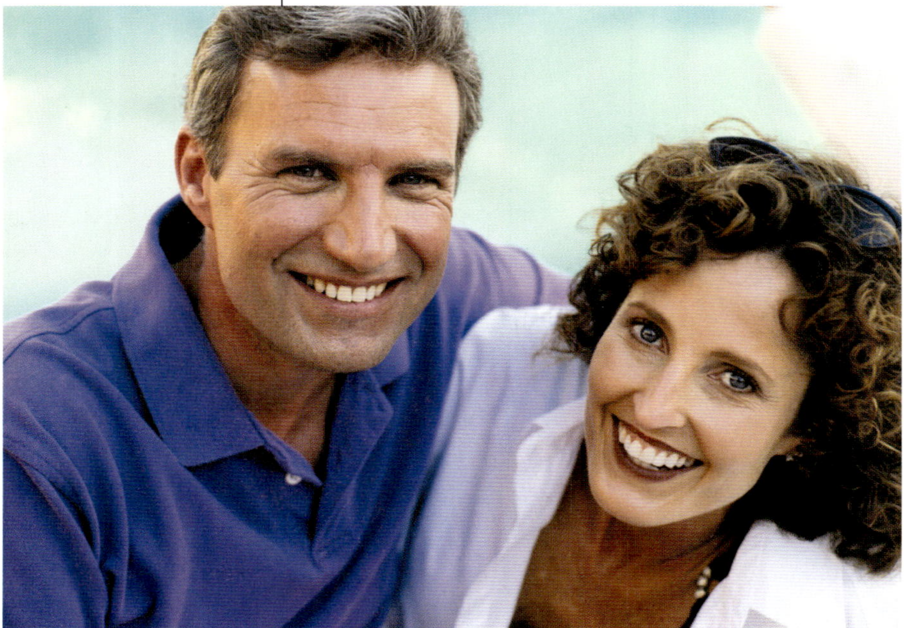

Les hormones féminines (estrogènes, progestérone) se comportent comme des antioxydants et protègent le cœur avant 50 ans.

Le risque d'être

Homme-femme, jeunes-seniors, nous ne sommes pas égaux devant le cholestérol...

Une boutade bien sûr, mais pour le cholestérol il n'existe pas de parité : les hommes supportent un taux relativement élevé tandis que les femmes affichent des valeurs très raisonnables. Sans parler du « bon » cholestérol HDL, plus élevé chez les femmes, un cadeau des hormones féminines. Après la ménopause, le taux de cholestérol HDL reste élevé mais les femmes ont alors le même risque d'accident cardiovasculaire que les hommes avec toutefois un décalage de 10 ans.

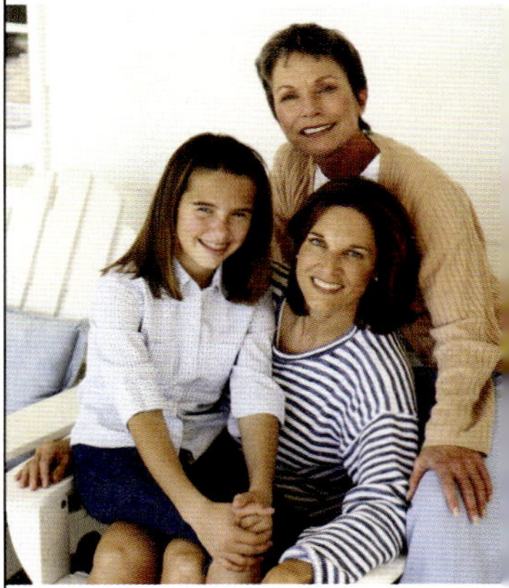

Après 65 ans, un cholestérol très bas est associé à un risque de mortalité plus élevé.

Ne vieillissez pas !

On nous promet les premières pilules anti-âge pour 2020. En attendant, il faut bien vieillir. Et voir, avec les années qui passent, notre cholestérol monter inexorablement. Jusqu'à l'âge de soixante-cinq ans, méfiance : un cholestérol trop élevé peut exposer à l'infarctus. Après soixante-cinq ans, il n'est pas toujours nécessaire de faire baisser le cholestérol. En particulier si la santé générale est bonne (pas d'hypertension, pas de diabète). En voulant à tout prix traiter le cholestérol, on risque même la catastrophe : plusieurs études montrent que l'on a plus de risque de mourir lorsque le taux de cholestérol est très bas. En plus, un cholestérol trop bas pourrait exposer à un risque accru de dépression et de maladie d'Alzheimer.

Les facteurs de risque de maladies cardiovasculaires en un clin d'œil

Facteurs de risque biochimiques et médicaux	Facteurs de risque liés au mode de vie
Cholestérol LDL élevé Rapport LDL/HDL élevé Homocystéine élevée Lpa élevée Antécédents familiaux Hypertension artérielle Diabète Obésité	Alimentation riche en acides gras saturés Apport en acides gras déséquilibré : trop d'acide linoléique / pas assez d'acide alpha-linolénique Tabac Sédentarité Stress Âge (homme de 45 ans et plus, femme de plus de 55 ans)

LES TRAITEMENTS MÉDICAUX

Il est souvent plus facile de prendre un comprimé que de changer des habitudes de vie néfastes pour sa santé. Et pourtant...

Ce n'est en principe qu'à l'âge adulte que l'on commence à s'intéresser à son taux de cholestérol, sauf dans le cas d'une hypercholestérolémie héréditaire, où il est à surveiller dès l'enfance. On recherche la présence de graisses dans le sang en faisant une prise de sang à jeun.

Première étape : modifier son alimentation

Les patients qui ont un taux de cholestérol élevé devraient avant toute chose suivre des conseils alimentaires et adopter une meilleure hygiène de vie (pratique régulière d'un sport, arrêt du tabac). Ainsi, en pratique, on ne devrait prendre de médicament qu'après avoir suivi pendant trois mois un régime adapté qui donne des résultats insuffisants. Mais le message ne passe pas toujours bien. D'un côté, les médecins ne sont pas toujours formés à la nutrition préventive ; de l'autre, le patient doit souvent changer radicalement ses habitudes alimentaires, ce qui ne se fait pas sans effort. Conséquence, la « tentation du comprimé » est grande et les prescriptions vont bon train.

Certes les médicaments font baisser le cholestérol. Mais rares sont ceux qui préviennent réellement l'accident cardiovasculaire. Surtout ils sont loin d'être dénués d'effets secondaires.

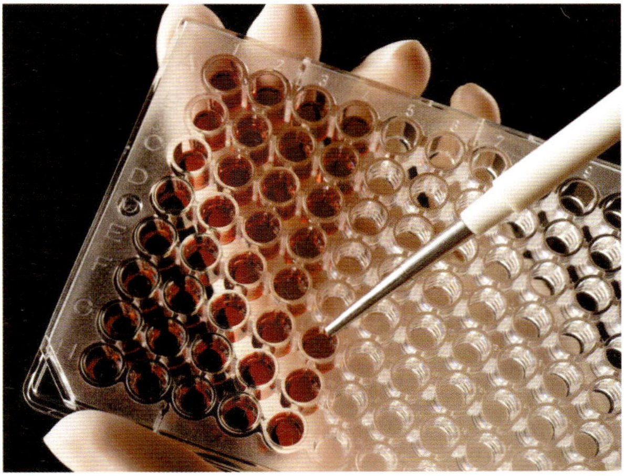

Histoire de molécules

À partir du moment où il a été découvert que l'excès de graisses dans le sang favorisait les accidents cardiaques, les laboratoires se sont lancés dans la course au médicament miracle. Tout a été essayé. On a d'abord donné des extraits thyroïdiens puis des estrogènes, qui sont des hormones féminines, à des hommes pour les protéger de l'infarctus. Les remèdes se sont avérés pires que les maux. Ensuite, sont arrivées successivement sur le marché trois classes de médicaments : les résines, les fibrates et les statines, chacune agissant à des niveaux différents.

Les résines agissent au niveau de l'intestin

Les résines, classe d'anticholestérol la plus ancienne, empêchent l'absorption intestinale du cholestérol. Ce sont des molécules trop grosses pour traverser la paroi de l'intestin. Elles ne passent pas dans le sang et restent dans le tube digestif. Elles y captent le cholestérol alimentaire, ainsi que le cholestérol endogène qui se trouve dans la bile et le tout est éliminé avec les selles. Conséquence : les cellules du foie vont fabriquer à nouveau de la bile à partir du cholestérol LDL qui se trouve dans le sang, et le taux de « mauvais cholestérol » baisse. La principale molécule de ce groupe est la colestyramine dont l'efficacité a été établie vers 1960. On l'associe parfois aux statines, une autre classe d'« anticholestérols ». Elle est contre-indiquée quand le taux de triglycérides est élevé car elle tend à l'augmenter.

Entre 1973 et 1983, la colestyramine a fait l'objet d'une étude auprès de 3800 personnes qui présentaient un cholestérol très élevé. Par rapport au placebo, 7 ans plus tard, la colestyramine a modérément réduit le cholestérol total de 8,5 % et le LDL cholestérol de 12,6 % tandis que les triglycérides s'élevaient de 5 % ainsi que le cholestérol HDL. On nota une réduction des événements coronariens (baisse relative de 18%), mais pas de différence significative sur la mortalité totale (68 cas contre 71).

Les fibrates contre les triglycérides

Cette classe de molécules a été largement prescrite dans les années 70 mais elle l'est moins fréquemment aujourd'hui. Le mode d'action est multiple et mal connu.

Les fibrates interviennent au niveau de la fabrication du cholestérol, des triglycérides et des acides gras. En fait, ces molécules abaissent fortement les triglycérides mais agissent peu sur le cholestérol sanguin.

Malheureusement, l'histoire des fibrates a été marquée par quelques accidents à commencer par le clofibrate. Mis au point aux États-Unis en 1962, il promet de réduire l'infarctus et la mortalité chez les personnes en bonne santé ayant simplement un cholestérol élevé. Testé entre 1966 et 1975 dans une étude de prévention sur 15 ans, il abaisse le cholestérol de 9 % et les triglycérides de 21 % et n'a pratiquement pas d'effet sur la mortalité coronarienne.

Surtout, son utilisation entraîne une surmortalité significative par causes non coronariennes (88 cas contre 52) et une surmortalité globale (124 cas contre 86) liée essentiellement à des pathologies hépatobiliaires et intestinales. En dépit de ces mauvais résultats, le clofibrate a été mis sur le marché en France au début des années 1970 ; il n'en sera retiré qu'en 1990 (verdict : risque de formation de calculs dans la vésicule biliaire et surmortalité d'origine imprécise).

Deuxième génération

Entre-temps, la deuxième génération de fibrates avait vu le jour : fénofibrate, gemfibrozil, ciprofibrate, bézafibrate. Ils sont toujours prescrits et là encore, nous sommes loin du médicament miracle.

Une étude sur le gemfibrozil portant sur 4081 Finlandais a conclu, au bout de cinq ans, à une diminution modeste des accidents coronariens chez des personnes ayant un cholestérol LDL élevé. Comme dans les études précédentes la baisse de la cholestérolémie totale et LDL fut modérée (- 9 et -11 %) avec une baisse beaucoup plus marquée des triglycérides (-35 %) et une hausse du HDL-cholestérol (+ 9 %). Le médicament n'a eu aucun effet sur la mortalité totale. Une analyse secondaire de l'étude a montré que les principaux bénéficiaires de l'intervention étaient les sujets présentant à la fois des triglycérides élevées et un rapport LDL/HDL supérieur à 5.

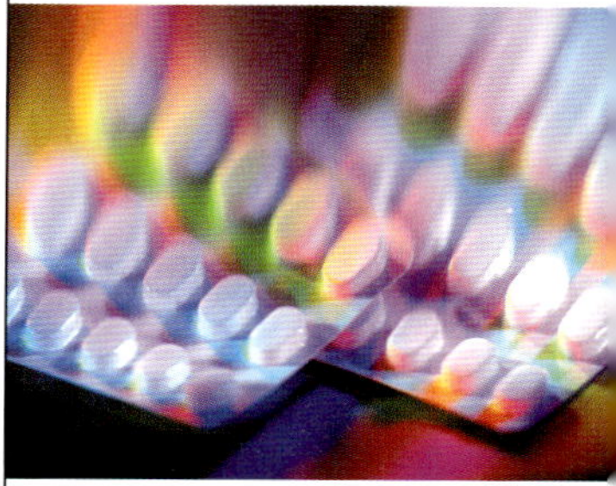

Inefficace et dangereux, le clofibrate a pourtant été prescrit à des millions de personnes.

Les fibrates du marché

Nom commercial	Molécule	Laboratoire
BEFIZAL	Bézafibrate	Roche
CIPROFIBRATE	Ciprofibrate	Médicament générique
FEGENOR	Fénofibrate	Médicament générique
FENOFIBRATE	Fénofibrate	Ivax SAS
LIPANOR	Ciprofibrate	Sanofi Aventis
LIPANTHYL	Fénofibrate	Fournier
LIPIREX	Fénofibrate	Médicament générique
LIPUR	Gemfibrozil	Pfizer
SECALIP	Fénofibrate	Fournier

Les « anticholestérols » les plus prescrits : les statines

Les statines ont été découvertes vers 1975. Elles empêchent la fabrication du cholestérol par le foie en bloquant l'enzyme clé, la HMGCoA réductase.

L'efficacité des statines sur la prévention des accidents coronariens et sur la mortalité cardiovasculaire est très variable (voir tableau).
Dans le cas de cholestérol modéré, le bénéfice des statines est faible et l'usage de ces médicaments n'est pas justifié. On ne devrait réellement prescrire les statines que dans des cas particuliers de cholestérol élevé où elles s'avèrent réellement efficaces. Dans les années 1990, l'étude 4S réalisée sur 4 444 patients ayant eu un accident coronaire a montré les effets bénéfiques à long terme de la simvastatine sur la longévité des personnes cardiaques ou très exposées. Dans ce groupe, la mortalité par maladie coronarienne a diminué de 42 % et la mortalité totale de 30 %.

Une polémique récente

À la suite de décès et devant la multiplication des plaintes, en août 2001, la cérivastatine (Staltor et Cholstat) est retirée du marché par le fabricant qui reconnaît que 52 décès seraient liés à la prise du médicament et rapporte également 1 100 cas de rhabdomyolyse (graves lésions musculaires).

Les principales statines utilisées en France

Molécules	Marques
Pravastatine	Vasten, Elisor
Simvastatine	Lodales, Zocor
Fluvastatine	Lescol, Fractal
Atorvastatine	Tahor
Cérivastatine	Staltor, Cholstat (retirés du marché)
Rosuvastatine	Crestor

Les médecins ne font pas toujours l'association entre une douleur musculaire et la prise de ces médicaments. Certaines conditions favorisent les atteintes musculaires, notamment les associations avec d'autres « anti-cholestérols » et les doses élevées. Par exemple, l'association cérivastatine-gemfibrozil est particulièrement contre-indiquée.

Des études cliniques visant à évaluer les effets indésirables des statines sont actuellement en cours, et l'Agence Française de Sécurité Sanitaire des Produits de Santé (AFSSAPS) vient de demander une évaluation au service de toxicologie de l'hôpital Henri-Mondor (Créteil).

Toutes les statines n'ont pas fait la preuve de leur efficacité

	Pravastatine	Simvastatine	Fluvastatine	Atorvastatine	Rosuvastatine
Source	Dérivé naturel	Dérivé	Synthétique	Synthétique	Synthétique
Doses quotidiennes	20-40 mg	10-80 mg	20-80 mg	10-80 mg	5-20 mg
Preuves de la prévention d'accidents coronariens	Oui,chez des personnes avec et sans antécédent, à cholestérol élevé	Oui, chez des personnes avec antécédent, à cholestérol élevé	Probables	Oui, chez des personnes avec antécédent, à cholestérol élevé.	Probables
Preuves de la prévention de la mortalité coronarienne	Oui, chez des personnes sans antécédent, à cholestérol élevé	Oui, chez des personnes avec antécédent, à cholestérol élevé	Probables	Oui, chez des personnes avec antécédent, à cholestérol élevé.	Probables

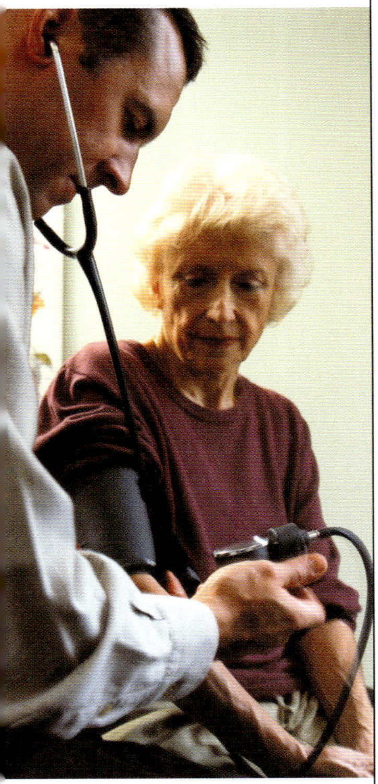

La décision de prescrire un médicament dépend plus du niveau du « mauvais cholestérol » que du cholestérol total.

Les bonnes pratiques

Efficacité relative, effets secondaires ... tout ceci impose une grande vigilance mais en même temps, les médicaments sont parfois indispensables.

Alors quand traiter ?

C'est la quantité de mauvais cholestérol et les facteurs de risque associés dont nous avons parlé qui déterminent la prise de médicaments. On ne fait pas baisser le cholestérol de la même façon chez un fumeur qui a de l'hypertension que chez une personne dont le cholestérol est un peu élevé : à taux de cholestérol égal, les risques ne sont pas toujours les mêmes !

Taux de cholestérol observés dans la population française

% population	Cholestérol total (en g/l)
55,3	inférieur à 2,2
16,1	entre 2,2 et 2,4
22,8	entre 2,4 et 3
3,8	supérieur à 3

Seuils d'intervention thérapeutique d'après les recommandations de l'AFSSAPS (septembre 2000)

	Intervention diététique (régime)
Pas d'autre facteur de risque	LDL supérieur à 1,6 g/l
Maladie coronarienne ou plus de 2 autres facteurs de risque	LDL supérieur à 1,3 g/l
	Intervention médicamenteuse
Pas d'autre facteur de risque	LDL supérieur à 2,2 g/l
1 autre facteur de risque	LDL supérieur à 1,9 g/l
2 autres facteurs de risque	LDL supérieur à 1,6 g/l
Plus de 2 facteurs de risque	LDL supérieur à 1,3 g/l
Maladie coronarienne	LDL supérieur à 1,3 g/l

Et la thérapie génique ?

D'autres traitements pourront être envisagés à moyen terme en utilisant l'ADN comme médicament. Cette molécule, présente dans chaque cellule de notre corps, porte toutes les informations qui nous définissent sur des unités appelées gènes. Certaines maladies proviennent du défaut d'un gène. Par conséquent, quoi de plus naturel que de compenser ce défaut en fournissant le gène « correct ».
Actuellement aux États-Unis, des essais sont menés avec des patients atteints d'hypercholestérolémie familiale. Chez ces personnes, c'est le gène du récepteur aux LDL qui est défectueux.

PHYTOSTÉROLS : DES PLANTES CONTRE LE CHOLESTÉROL

Le cholestérol des plantes

En matière de lutte contre le cholestérol élevé, il n'y a pas que les médicaments. Les plantes fabriquent des substances naturelles, les phytostérols (appelés aussi stérols végétaux) qui peuvent naturellement réduire le taux de cholestérol. Une alimentation normale en apporte environ 300 mg par jour. Si vous consommez beaucoup de produits végétaux, et en particulier des huiles vierges, des fruits oléagineux secs, des légumineuses (lentilles, haricots), vous absorbez déjà de bonnes doses de phytostérols. Mais pour voir le cholestérol baisser franchement, il faudrait en consommer 1 à 2 grammes par jour. D'où l'intérêt des aliments ou des compléments alimentaires enrichis en phytostérols.

Principales sources de phytostérols

Aliment	Teneur en phytostérols (mg/100 g)
Huiles :	
Maïs	1 360
Sésame	1 210
Carthame	620
Colza	500
Pépins de raisin	350
Olive	310
Arachide	290
Cacahuètes (non grillées)	186
Noix de cajou (grillées)	135
Amandes (séchées)	120
Noix de Pécan (séchées)	93

Les phytostérols sont indispensables aux plantes car comme le cholestérol, ils entrent dans la composition des membranes cellulaires. Chimiquement, ils ressemblent d'ailleurs au cholestérol. Les plus connus sont le bêta-sitostérol, le campestérol et le stigmastérol. Lorsqu'on les modifie en leur ajoutant artificiellement de l'hydrogène, ils prennent le nom de stanols (sitostanol, campestanol).

Stérols végétaux et cholestérol sanguin : une histoire récente

C'est dans les années 1950 que l'on a commencé à parler du rôle bénéfique des stérols végétaux sur le niveau de cholestérol sanguin. De nombreuses études ont confirmé cet effet. Mais c'est en 1995 que ces composés ont véritablement connu un regain d'intérêt : une étude a démontré que la consommation d'une margarine enrichie en stanols fait baisser de 10 % le cholestérol total et de 14 % le cholestérol LDL chez des patients ayant un taux un peu élevé.

Comment les phytostérols font baisser le cholestérol

A cause de la similitude de leur structure chimique, les phytostérols « entrent en compétition » avec le cholestérol dans l'intestin, le rendent moins soluble et l'empêchent d'être absorbé. Double conséquence : le cholestérol non absorbé est éliminé dans les selles et il y en a donc moins dans le sang. Le foie va alors réagir : ses cellules fabriquent plus de récepteurs LDL. Ainsi, le cholestérol LDL qui circule dans le sang est plus efficacement capté et son taux baisse. L'efficacité des phytostérols dépend de la dose : il faut apporter 1 à 2 grammes par jour de stérols végétaux à notre corps pour voir notre taux de cholestérol diminuer, ce qui est bien supérieur à notre consommation journalière.
Les phytostérols n'agissent pas sur les triglycérides.

Les phytostérols et l'athérosclérose

Les phytostérols font baisser le cholestérol, mais empêchent-ils les artères de se boucher sous l'effet des plaques d'athérome ? On l'ignore encore chez l'homme, mais des études ont été menées chez l'animal. Chez la souris, un régime riche en phytostérols divise par deux la taille des lésions de l'aorte, par rapport à un régime dépourvu de phytostérols. Chez le lapin, les phytostérols font chuter le cholestérol, et le sitostanol diminue la formation des plaques d'athérome.

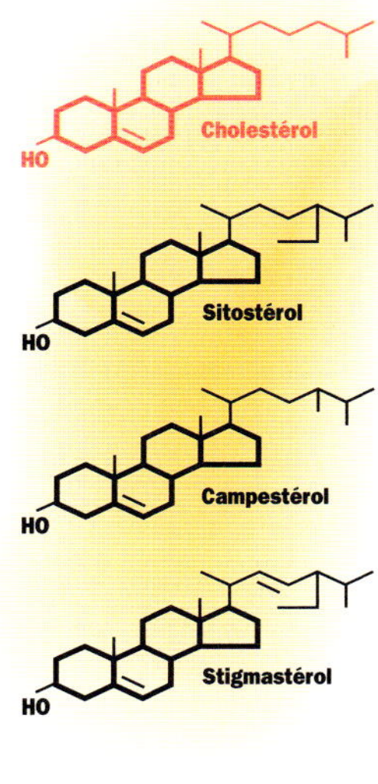

Cholestérol et phytostérols : un air de famille

Les stérols végétaux renforcent l'action des médicaments

Les stérols sont très efficaces lorsqu'ils sont associés au traitement médicamenteux par les statines dont ils renforcent le mode d'action : ils entraînent une diminution supplémentaire de 6 % du cholestérol LDL.

Les associer pourrait même permettre de réduire la dose de statines. C'est pourquoi on recommande une alimentation enrichie en stérols végétaux même si un traitement est déjà en place.
Les stérols végétaux étant peu absorbés par notre corps, ils sont éliminés par la bile et donc très bien tolérés. Cela les rend d'autant plus intéressants ! Aucun effet secondaire n'a en effet été observé au cours des régimes enrichis en phytostérols. On aurait pu craindre que les phytostérols fassent baisser les taux de vitamines liposolubles (A, D, E, K), mais ce n'est pas le cas. Seul un

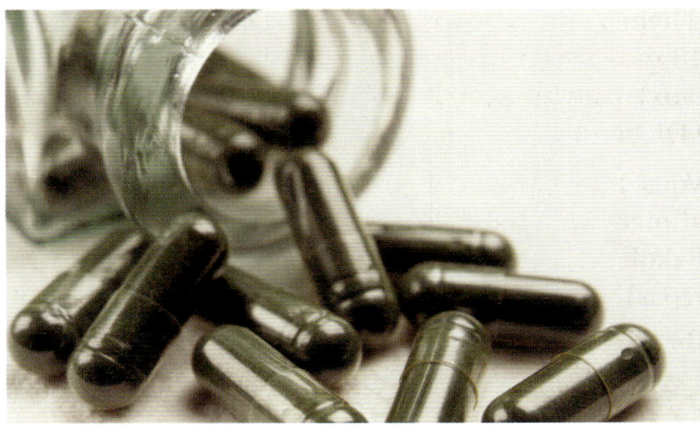

Les pharmaciens proposent des gélules à base de phytostérols.

effet sur les caroténoïdes (bêta-carotène et lycopène) a été observé mais cette baisse est compensée par la consommation de fruits et légumes.

Les phytostérols chez vous

Etant donné l'efficacité des phytostérols sur la diminution du taux de cholestérol sanguin, il est conseillé de les intégrer plus spécifiquement à l'alimentation quotidienne : les phytostérols peuvent être très facilement intégrés à votre régime comme complément des traitements classiques. Vous avez le choix entre des aliments enrichis et des compléments alimentaires.

La margarine est un bon support alimentaire : les phytostérols s'y dissolvent très bien sans en modifier le goût. En France, une seule marque est disponible en grandes surfaces : ProActiv. Trois tartines de cette margarine apportent l'équivalent de 1 à 2 g de stérols végétaux par jour, avec comme conséquence une diminution de 10 à 15 % du cholestérol LDL aussi bien chez les personnes dont le taux est élevé que chez celles qui ont un taux normal. Enfin, les enfants qui souffrent d'hypercholestérolémie familiale et qui consomment 18 g de margarine enrichie (soit 1,5 g de stérols végétaux) par jour, peuvent faire baisser leur cholestérol LDL de 10 %.

Vous trouverez aussi en pharmacie un complément alimentaire à base de bêta-sitostérol et de vitamine E : Bakol. Si l'on se réfère à la posologie (1 à 2 gélules par repas), Bakol apporte 600 mg à 1,2 g de phytostérols par jour, ce qui permet de faire baisser le cholestérol LDL de 10 % environ, sans corps gras supplémentaires.

Les phytostérols s'intègrent facilement à l'alimentation quotidienne

MANGER POUR DIMINUER LE CHOLESTÉROL

Votre taux de cholestérol sanguin est trop élevé ? Savez-vous que de simples mesures alimentaires peuvent le faire baisser ? Et qu'elles peuvent aussi diminuer les doses de médicaments que votre médecin a prescrites ? Tout commence par un réexamen des corps gras que vous employez au quotidien.

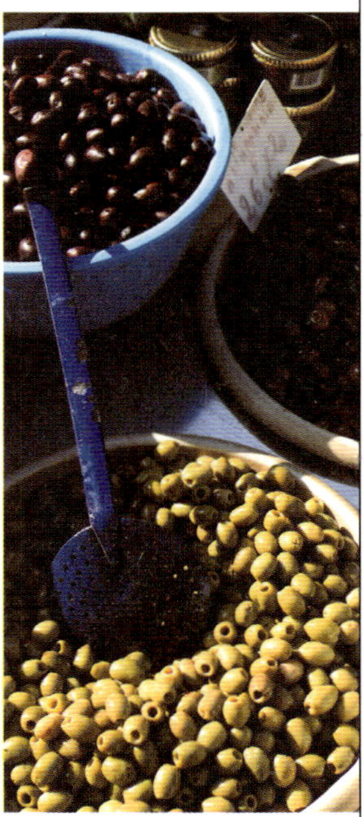

Bons ou mauvais : quels corps gras privilégier

Les graisses alimentaires sont montrées du doigt depuis que deux grandes études ont établi que les personnes qui consomment des graisses saturées (graisses animales) ont un cholestérol et un risque de mortalité coronarienne plus élevés.

Les principaux acides gras

On distingue les « bonnes » des « mauvaises » graisses d'après les acides gras qu'elles contiennent. Lorsque ceux-ci, du fait de leurs caractéristiques chimiques, ne peuvent plus accepter d'hydrogène, ils sont dits « saturés ». Les autres sont dits « monoinsaturés »

L'huile d'olive vierge : une excellente réputation, des bénéfices validés par la recherche.

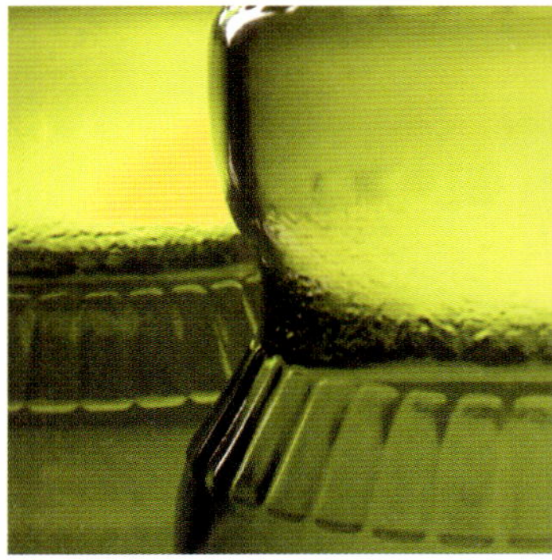

lorsqu'ils peuvent accepter un seul atome d'hydrogène, et « polyinsaturés » lorsqu'ils peuvent en fixer plusieurs.
Parmi les acides gras polyinsaturés, deux sont « essentiels » : l'organisme ne sachant pas les fabriquer, ils doivent impérativement être apportés par l'alimentation. Ce sont les acides linoléique et alpha-linolénique. Lorsqu'ils sont consommés par les hommes ou les animaux, l'un et l'autre sont transformés en d'autres acides gras. Les acides gras issus de l'acide linoléique sont appelés oméga-6, ceux issus de l'alpha-linolénique, oméga-3.

Principaux acides gras	Type	Où les trouver?
Acide linoléique	Polyinsaturé oméga-6	Huile et margarine de tournesol, huiles de maïs, de pépins de raisin
Acide alpha-linolénique	Polyinsaturé oméga-3	Huile et margarine de colza, huiles de soja, noix, lin
Acide oléique	Monoinsaturé	Huile d'olive, avocat, fois gras
Acides laurique, palmitique, myristique, stéarique	Saturés	Laitages, viande rouge, chocolat, huiles de palme, coprah, coco.

Les graisses riches en acides gras saturés augmentent la proportion de mauvais cholestérol.
Le plus souvent sous forme solide, elles sont principalement d'origine animale : le beurre, la crème, la graisse de bœuf, la charcuterie. Les produits laitiers non écrémés (fromages, laitages gras) particulièrement riches en acides gras saturés sont, avec la charcuterie, la principale source de cholestérol des Français ; les pays grands consommateurs de laitages, comme la Suède, les Pays-Bas connaissent d'ailleurs une très forte mortalité coronarienne.
Mais certains produits d'origine végétale sont trompeurs : les huiles de palme, de coprah et de coco, sont riches en acides gras saturés.

Choisir une huile

Toutes les huiles végétales n'apportent pas les mêmes acides gras.

Les aliments riches en acides gras monoinsaturés, comme l'huile d'olive, de colza, d'arachide, les volailles sont généralement bénéfiques. L'acide oléique qu'ils renferment améliore la résistance du cholestérol à l'oxydation et fait même baisser le cholestérol. Une mention spéciale pour l'huile de colza, particulièrement bénéfique par sa richesse en acide linolénique et sa très faible teneur en acides gras saturés. Les autres huiles végétales ont des effets plus complexes.

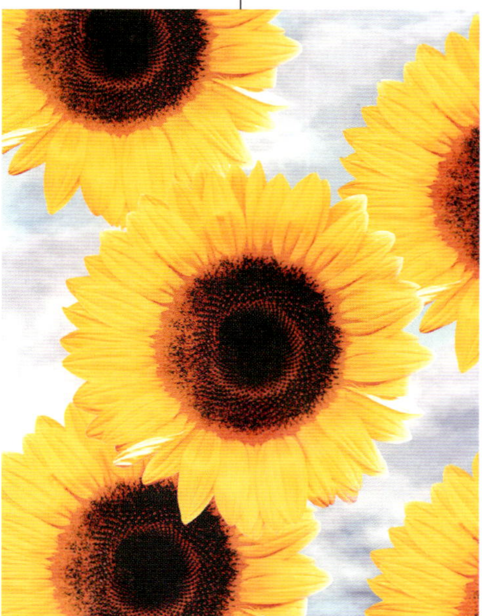

L'huile de tournesol diminue le cholestérol mais pas la mortalité cardiovasculaire

On trouve **les acides gras polyinsaturés** dans les huiles de tournesol, soja, pépin de raisin et aussi dans certains poissons gras (hareng, sardine, saumon, thon) plus particulièrement riches en oméga-3. Le plus souvent liquides, selon leur teneur en acides gras insaturés, ces graisses peuvent « rancir » car elles s'oxydent plus facilement à l'air.

Huile de tournesol et cholestérol

Dans les années 60, plusieurs études montrèrent que l'acide linoléique (oméga-6) faisait baisser le cholestérol, d'où la grande conversion des ménages français à l'huile de tournesol, très riche en acide linoléique. En réalité, si l'acide linoléique fait bien baisser le cholestérol, il ne diminue pas pour autant la mortalité coronarienne. Il pourrait même être néfaste quand on en consomme trop. Israël, où l'on privilégie les huiles végétales de type oméga-6 plutôt que l'huile d'olive et où l'on consomme peu de graisses animales, affiche des taux de mortalité par maladie coronarienne plus élevés que la France, l'Espagne ou le Portugal.

Composition (%) en acides gras des principales graisses alimentaires

	Acides gras saturés	Acides gras monoinsaturés	Acides gras polyinsaturés
Huile de colza	10	60	30
Huile de tournesol	15	20	65
Huile de maïs	15	25	60
Huile d'olive	20	70	10
Huile de soja	20	25	55
Margarine de tournesol	20	30	50
Huile d'arachide	20	45	35
Graisse de canard	30	45	25
Graisse de bœuf	50	45	5
Beurre	65	30	5
Végétaline	95	-	5

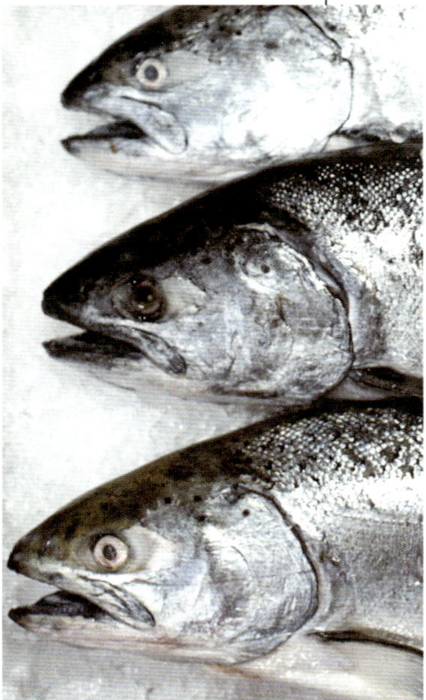

Les poissons transforment les graisses du plancton en graisses à longues chaînes de carbone comme l'EPA et le DHA.

Les bons acides gras oméga-3

Une étude menée sur 15 ans dans les années 60 avait révélé que les habitants de Crète étaient en meilleure santé que ceux des six autres pays étudiés.

Par rapport aux Américains, ils avaient deux fois moins de cancers et surtout 20 fois moins de maladies cardiovasculaires. Plus étonnant : par rapport aux Italiens, qui consomment pourtant un régime « méditerranéen », à base d'huile d'olive, de fruits et de légumes, leur mortalité restait deux fois plus basse. Explication : les Crétois consomment beaucoup plus de plantes sauvages que les autres populations méditerranéennes. Certaines, comme le pourpier, sont tout particulièrement riches en acide alpha-linolénique, de la famille oméga-3.

Des études conduites dans le Grand Nord dans les années 1960 ont trouvé des taux de maladies cardiovasculaires particulièrement bas chez les Esquimaux. Pourquoi les Esquimaux ont-ils si peu d'infarctus ? Ils consomment régulièrement des poissons et mammifères marins riches en acides gras essentiels oméga-3 dérivés de l'acide alpha-linolénique. Ces acides gras, que l'on trouve en France dans le maquereau, la sardine, le saumon, le hareng s'appellent EPA (acide eicosapentanoïque) et DHA (acide docosahexanoïque). Ils augmentent le taux d'HDL et réduisent essentiellement les triglycérides.

Moins de maladies cardiovasculaires

La preuve que les aliments riches en oméga-3 sont protecteurs a été apportée au début des années 90, on a réussi à réduire de 70 % la mortalité d'un groupe de cardiaques en modifiant simplement leurs habitudes alimentaires. Plus de fruits et de légumes, plus d'aliments complets, moins de viande et surtout un corps gras à base de colza en lieu et place des corps gras habituellement conseillés par les cardiologues, dont l'huile de tournesol.

Quant à l'huile de poisson, riche en EPA et DHA, elle a aussi démontré son efficacité dans une étude clinique : donnée sous forme de supplément à des personnes ayant déjà eu un infarctus, elle réduit nettement la mortalité.

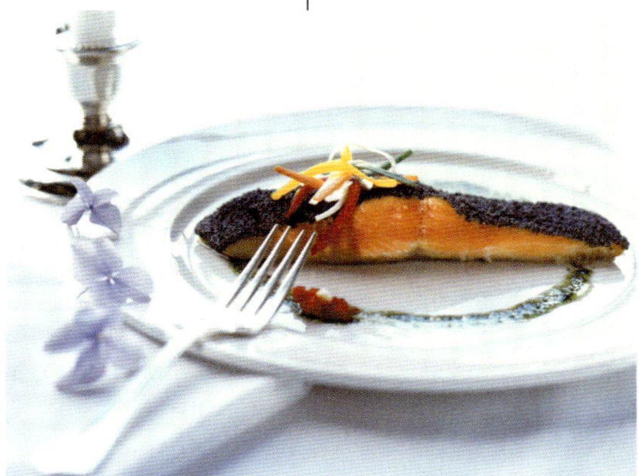

Le saumon : bon pour le cœur à condition de ne pas le faire frire.

Contenu en oméga-3 de certains poissons et crustacés (en g pour 100 g)

	EPA	DHA
Morue	0,1	0,2
Hareng	0,7	0,9
Maquereau	0,9	1,6
Saumon	0,3	0,9
Crabe	0,2	0,1
Crevette	0,3	0,2
Huître	0,3	0,2
Huile de foie de morue	9	9,5

Les graisses n'expliquent pas tout

Plus de la moitié des personnes ayant eu un infarctus n'ont pas d'hyperlipidémie grave. Le cholestérol et les graisses saturées ne suffisent pas par conséquent à expliquer ces différences. Ce qui nous amène à la situation française.

Dans les années 80, les études comparant la mortalité par maladies cardiovasculaires ont mis en évidence un phénomène étrange : les Français, alors qu'ils consomment autant de graisses saturées que leurs voisins, c'est-à-dire beaucoup, présentaient contre toute attente les taux les plus bas de mortalité par maladie cardiovasculaire. Pourtant, les habitudes alimentaires des Français ressemblent peu à celles décrites dans le fameux régime méditerranéen : la consommation en fruits et fibres est faible et les apports en acides gras saturés élevés. Comment expliquer ce *French paradox* ? Il semble que les causes soient multiples et prennent en compte l'ensemble des habitudes alimentaires et la qualité des produits de consommation.

1 Verre Jour !

Le vin, mais modérément

Leur consommation de vin peut-elle expliquer en partie la santé dont les Français bénéficient ?

Soixante études épidémiologiques montrent qu'à dose modérée (un verre par jour), le vin réduit les risques d'infarctus et d'accident vasculaire cérébral. En avril 2001, une étude américaine sur près de 2 000 personnes a même trouvé que l'infarctus est moins souvent fatal chez les consommateurs modérés d'alcool.

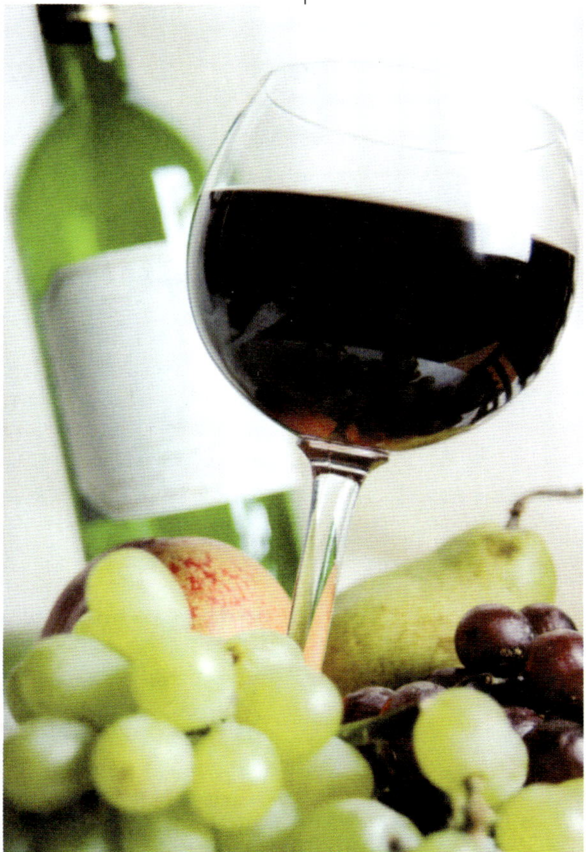

Pour le Pr. Serge Renaud (université de Bordeaux), le vin rouge explique en grande partie la bonne santé cardiovasculaire française.

Mais on ignorait jusqu'ici si les malades qui continuent de boire du vin après avoir subi un infarctus ont raison de le faire. Pour cela, le cardiologue Michel de Lorgeril a, pendant 4 ans, suivi 437 victimes d'infarctus. Le résultat est sans équivoque : par rapport aux non-buveurs, ceux qui consomment du vin ont deux fois moins de risque de connaître des complications vasculaires. L'exemple du vin montre bien que le cholestérol est loin de tout expliquer. L'alimentation peut moduler les facteurs de risque classiques.

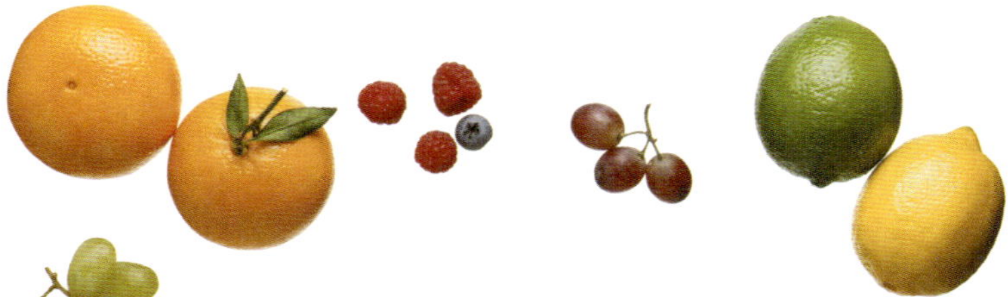

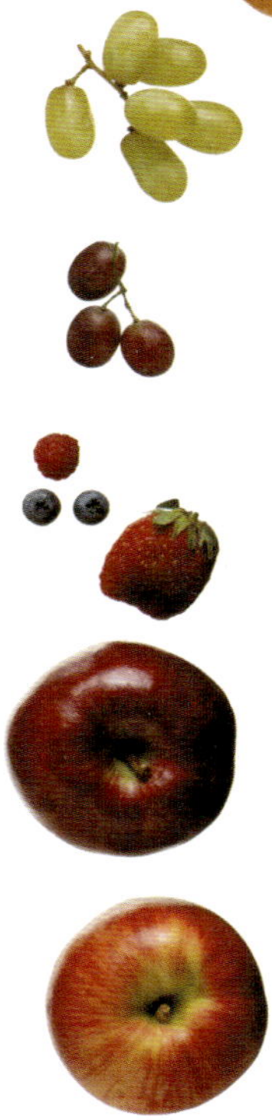

Les promesses des antioxydants

Pourquoi les maladies cardiaques sont-elles plus fréquentes en Scandinavie et en Europe du Nord que dans les pays méditerranéens ? Une importante étude a montré que les habitants des pays d'Europe du Nord ont en moyenne le taux le plus faible de vitamines dites antioxydantes dans le sang. Inversement, les populations d'Europe du Sud ont les plus faibles taux de maladies cardiovasculaires et le taux de vitamines dans le sang le plus élevé.

Explication : plus de cent maladies, au premier rang desquelles figurent les maladies cardiovasculaires, sont directement liées aux dégâts provoqués par les radicaux libres, des molécules très réactives qui abîment nos cellules. Vivre, tout simplement, génère des radicaux libres. Un nombre supplémentaire de radicaux est apporté par les polluants atmosphériques et l'alimentation, le soleil et plus spécialement le tabac qui en produit 10^{15} par bouffée de cigarettes (soit 10 suivi de 14 zéros !).

S'il est impossible d'arrêter les dégâts générés par les radicaux libres, on peut les ralentir, en consommant suffisamment d'antioxydants.

Deux fois moins d'accidents vasculaires

Les fruits et légumes, les plantes en général apportent des centaines de ces molécules : caroténoïdes, composés phénoliques et bien sûr vitamines. D'ailleurs, les gros consommateurs de fruits et légumes ont un risque d'infarctus et d'accident vasculaire cérébral divisé par deux par rapport à ceux qui en consomment peu.

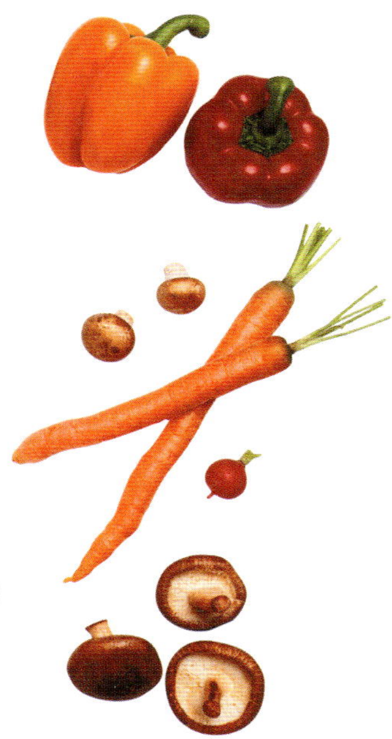

Des antioxydants plein l'assiette

Le thé et l'alcool, le miel, le chocolat mais aussi les légumes et les fruits contiennent des micronutriments antioxydants, les polyphénols, une famille à laquelle appartiennent les flavonoïdes.

S'il est vrai que le vin contient des substances antioxydantes, il n'est réellement bénéfique qu'à très petites doses (un verre par jour soit 14 grammes d'alcool) : une consommation modérée mais régulière réduit de 30 % le risque de maladies cardio et cérébrovasculaire. Mais attention : au-delà, il redevient néfaste et augmente le risque d'accidents et de cancers.

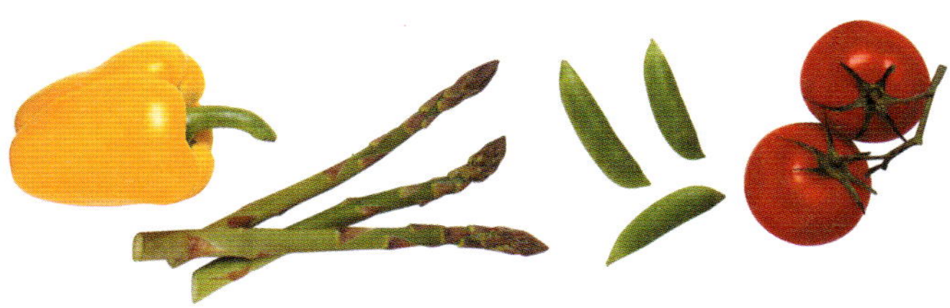

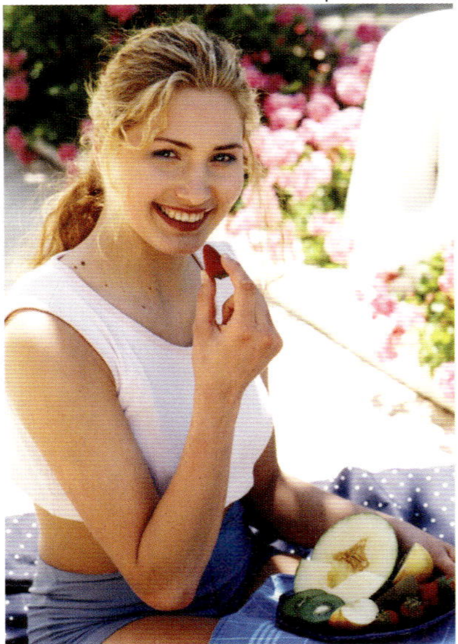

L'alimentation n'apporte pas toujours les doses d'antioxydants nécessaires.

Des vitamines pour préserver le cœur

Les bénéfices des fruits et légumes sont probablement dus à leur capacité à neutraliser les radicaux libres. Les vitamines antioxydantes qu'ils contiennent agissent notamment sur la qualité du cholestérol sanguin en empêchant qu'il ne s'oxyde et ne vienne boucher les artères.

Parmi les composés antioxydants les plus efficaces des fruits et légumes figurent :

- la vitamine E
- la vitamine C
- les caroténoïdes : bêta-carotène, lycopène en particulier.

D'où l'idée d'utiliser des vitamines sous la forme de compléments, seules ou en association pour augmenter la protection cardiovasculaire. De très nombreuses études ont montré que ces vitamines augmentent en effet la résistance du cholestérol à l'oxydation.

Les études épidémiologiques ont elles aussi confirmé l'intérêt de cette démarche. Dans deux études portant sur plus de 100 000 personnes, la prise d'un complément de vitamine E est associé à une réduction de 40 % du risque de maladie cardiaque. Il a été montré par ailleurs qu'un taux très faible de vitamine E dans le sang indique un grand risque cardiovasculaire.

Quand on donne de la vitamine E à des cardiaques

Cependant, les études d'intervention ont donné des résultats contrastés. L'étude CHAOS, conduite à Cambridge (Grande-Bretagne) s'est déroulée sur 18 mois. Un millier de malades cardiaques a reçu un complément de vitamine E et un nombre équivalent a reçu un placebo. À l'issue de l'étude, le nombre d'infarctus dans le groupe vitamine E avait diminué de 75 % par rapport au groupe placebo. L'étude italienne GISSI elle aussi conduite chez des malades a trouvé que les compléments de vitamine E diminuent la mortalité cardiovasculaire, mais pas le risque d'infarctus ni d'accident vasculaire cérébral. Enfin, une autre étude d'intervention, baptisée HOPE, n'a pas trouvé de bénéfices avec des compléments de vitamine E.

Une étude épidémiologique portant sur 11 000 personnes âgées montre que les utilisateurs de compléments de vitamines C et E avaient un risque de mortalité cardiovasculaire réduit de 53 % et un risque de mortalité de toutes causes réduit de 42 %.

Que faut-il en conclure ?

D'abord que la vitamine C et les caroténoïdes en sont absents. Or, vitamines E, C et caroténoïdes agissent en synergie, et il semble judicieux de les associer. Ensuite que les bénéfices des suppléments antioxydants sont vraisemblablement limités à la partie de la population dont le statut antioxydant est médiocre, à savoir les fumeurs, petits consommateurs de fruits et légumes et non-consommateurs d'alcool.

Agrumes ou comprimés : pour la vitamine C, il est parfois judicieux de les associer.

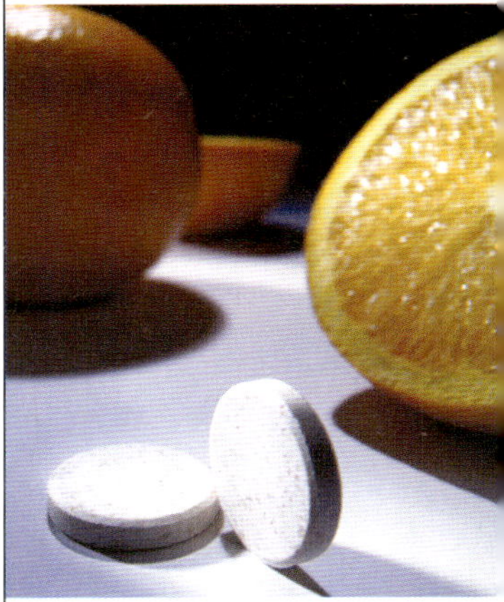

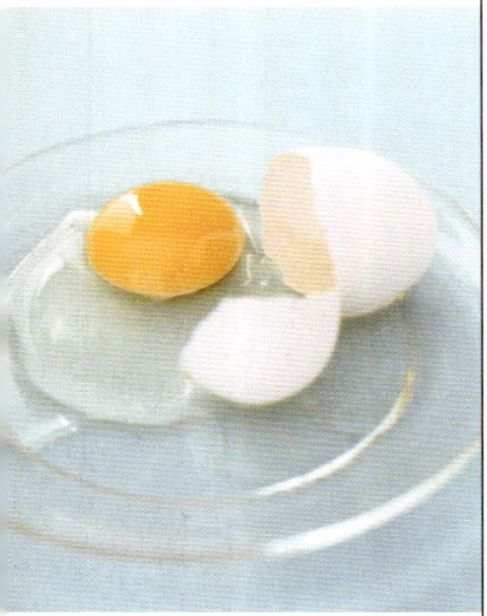

Avec sa vitamine B9,
sa phosphatidylcholine,
ses caroténoïdes,
l'œuf est aussi bon pour le cœur.

Les promesses de la vitamine B9

Il y a trente ans, l'hypothèse a été émise qu'une part significative de la mortalité cardiovasculaire s'expliquerait par l'accumulation anormale dans les artères d'un sous-produit des protéines, appelé homocystéine.

Aujourd'hui, on reconnaît que 20 à 30 % des maladies cardiovasculaires sont liées à un taux d'homocystéine élevé. Or de simples vitamines, les B6, B9 ou B12, régulent le taux d'homocystéine sanguin et l'empêchent de s'accumuler : on a montré qu'à une carence en vitamines B6, B9, B12 correspondait une augmentation de la concentration d'homocystéine, et une prédisposition aux accidents cardiovasculaires.
Même si votre cholestérol est bas, que vous ne fumez pas, vous risquez un accident cardiaque simplement parce que vous manquez de vitamine B9 !

Où trouver les vitamines B6, B9, B12 ?

Acide folique B9:	le foie, œuf, fruits et légumes verts, graines (maïs, pois chiches), châtaignes.
B6 :	jambon, cervelle, foie, viande, lentilles, noix
B12 :	poissons, foie, volaille.

Cependant, certains d'entre nous ont un taux d'homocystéine élevé en dépit d'apports vitaminiques normaux. D'où l'intérêt d'un supplément de multivitamines à doses faibles, à l'année.

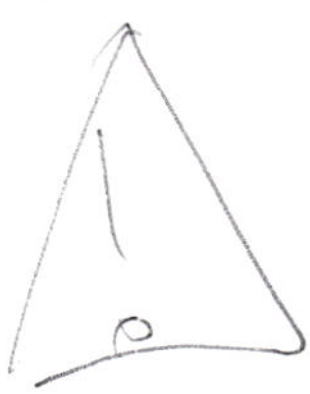

Contre l'homocystéine : encore des vitamines

La prise de compléments de vitamines contenant de la vitamine B9, ou l'enrichissement des aliments en vitamine B9, pourraient réduire sensiblement le risque de maladie cardiaque. Une étude prospective conduite à Harvard et portant sur 80 000 infirmières a conclu que les femmes qui consommaient le plus de vitamines B9 et B6, suite à la prise d'un complément quotidien, avaient un risque coronarien réduit de 45 %. Les auteurs de l'étude indiquent que « la consommation de vitamine B9 et de vitamine B6 à des doses supérieures aux apports conseillés peut être un facteur important de prévention primaire des maladies coronariennes chez la femme. » Dans une étude européenne, le petit nombre de participants qui prenaient des compléments de vitamines contenant de la vitamine B9 avait un risque de maladie vasculaire réduit de 62 %.
Enfin, une analyse récente d'études publiées a conclu qu'aux États-Unis, la prise de compléments de vitamine B9 permettrait d'éviter 56 000 décès chaque année.

Une grande oubliée, la vitamine B3 (acide nicotinique ou niacine)

L'étude du Coronary Drug Project a montré contre toute attente que la vitamine B3 (acide nicotinique) réduit les infarctus de 25 %. Testée en parallèle avec d'autres médicaments hypocholestérolémiants, elle se révèle bien plus efficace : elle réduit le mauvais cholestérol, les triglycérides et la Lp(a) et augmente le « bon cholestérol ». Mieux, les bénéfices observés étaient encore apparents dix ans après le traitement. Malheureusement peu connue des médecins français, elle n'est pas utilisée actuellement dans le traitement de l'hypercholestérolémie.

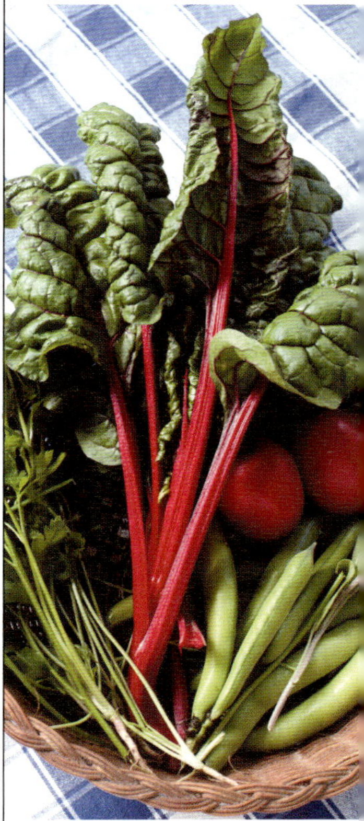

Le soja est roi

Le soja : une mine de bienfaits

De très nombreuses études, à la fois chez l'animal et l'homme montrent que l'on peut faire baisser le « mauvais » cholestérol en remplaçant au moins partiellement les protéines animales par des protéines de soja. Par exemple, des hommes qui souffrent de cholestérol modérément élevé voient leur cholestérol LDL baisser de près de 3 % après six semaines seulement d'une consommation modérée (20 g/j) de protéines de soja.
L'intérêt du soja réside dans sa capacité à faire baisser le « mauvais » cholestérol sans affecter le niveau du « bon » cholestérol. Le 26 octobre 1999, sur la foi d'un dossier scientifique impressionnant, les autorités

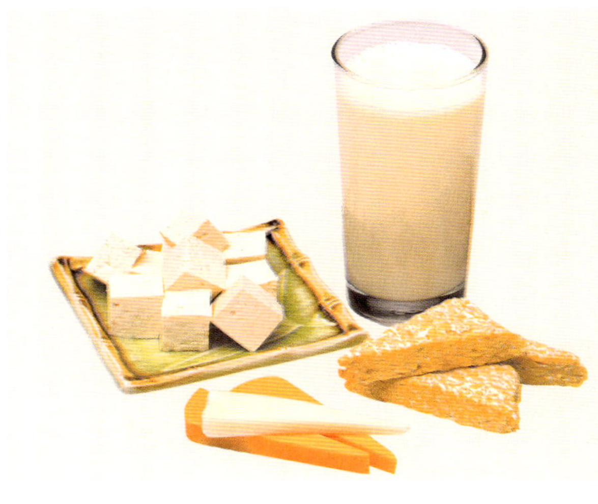

américaines de la santé ont donc autorisé les fabricants d'aliments à base de soja à indiquer que leur consommation régulière peut diminuer le risque de maladies cardiovasculaires.

On ignore encore quels composés sont à l'origine des effets du soja sur le cholestérol. Le soja contient des isoflavones, hormones végétales qui miment les estrogènes, mais même débarrassé de ces substances, le soja fait baisser le cholestérol. On a aussi cité les fibres, certains peptides ou encore la lécithine de soja, qui prise sous la forme de compléments influence, elle aussi, le taux de cholestérol.

Comment incorporer le soja à l'alimentation ?

Originaire de Chine, le soja a fait son apparition en Europe au XVIIIe siècle. Sa composition en fait un aliment à part entière : riche en lipides, protides et lécithine, c'est un complément alimentaire idéal. La lécithine de soja est une substance riche en acides linoléique et linolénique, les deux acides gras polyinsaturés essentiels. La lécithine est aussi présente dans de nombreux autres aliments mais détruite par les procédés industriels de traitement des aliments.

On peut consommer cette plante sous une multitude de formes : lait, bien sûr, nature en salade, yaourts, mais aussi tofu, ce fromage de soja que les Asiatiques servent grillé, frit, en soupe. Avec le miso (soupe de soja), le tempeh (gâteau de soja), sans parler des sauces, shoyu, tamari et teriyaki. On peut également prendre des compléments de lécithine sous forme de gélules.

Les bonnes recettes du Midi

L'alimentation actuelle, pauvre en fruits et légumes, n'est pas assez riche en fibres.

Les fibres font baisser le cholestérol

Ces constituants végétaux non assimilables stimulent le transit intestinal et facilitent l'élimination du cholestérol. Les fibres jouent aussi un rôle important dans la prévention de certains cancers comme celui du côlon. On les trouve dans les fruits et légumes (artichaut, petits pois, épinards), certaines céréales (avoine) et légumineuses (haricots, lentilles, soja). Manger du pain complet, en particulier du pain de seigle est une manière agréable de consommer des fibres. Se méfier des céréales du petit déjeuner du type flocons d'avoine, blé soufflé. Présentés comme une source de fibres, ces aliments hautement transformés sont surtout à l'origine d'une augmentation du sucre sanguin. Ils sont aussi le plus souvent enrichis en fer, facteur d'oxydation.

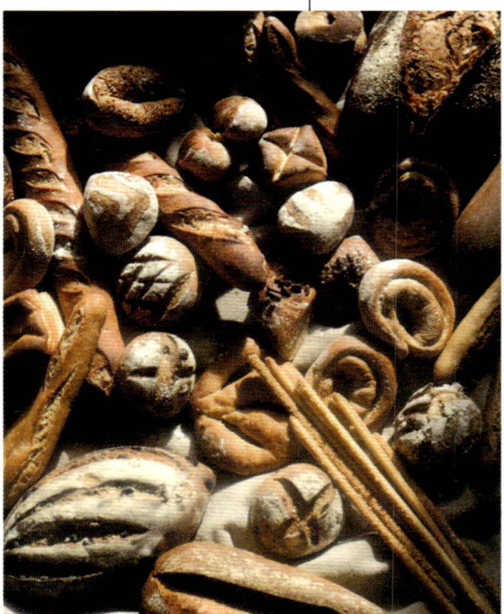

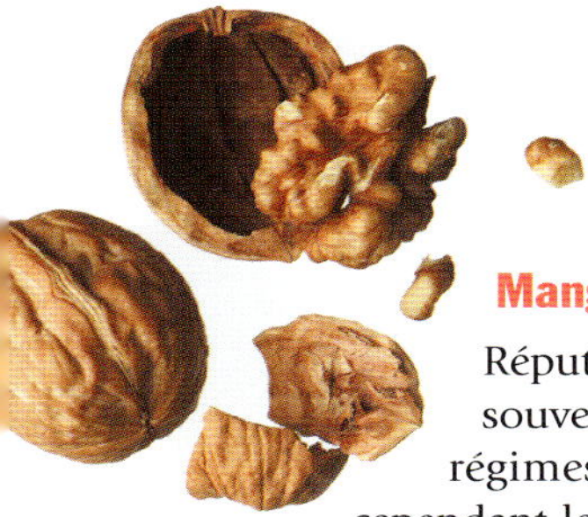

Mangez des noix ...

Réputées pour être grasses et souvent déconseillées dans les régimes, les noix contiennent cependant les bons acides gras polyinsaturés. Si vous consommez chaque jour une dizaine de noix (noix de Grenoble mais aussi noix de cajou, noix de pécan, noix du brésil, noisette) vous pouvez diminuer votre taux de cholestérol de manière significative. Outre un acide gras de la famille oméga-3, (l'acide alpha-linolénique), elles sont riches en fibres et en phytostérols.

Et de l'ail !

Les Egyptiens l'utilisaient déjà depuis l'Antiquité dans leur alimentation et lui conféraient des vertus protectrices à l'égard des épidémies.

L'ail, employé en cuisine pour son arôme, n'a pas que cette qualité : il possède des propriétés antioxydantes, améliore la circulation sanguine, et abaisse le taux de cholestérol. Il agit selon le même principe que la classe médicamenteuse des statines, en inactivant l'enzyme qui contrôle la fabrication du cholestérol par le foie.

Ces propriétés sont dues à la présence de composés soufrés, l'alline et l'ajoène.

La consommation régulière d'ail, dans l'alimentation ou sous forme de supplément nutritionnel fait baisser modérément le cholestérol total et le cholestérol LDL.

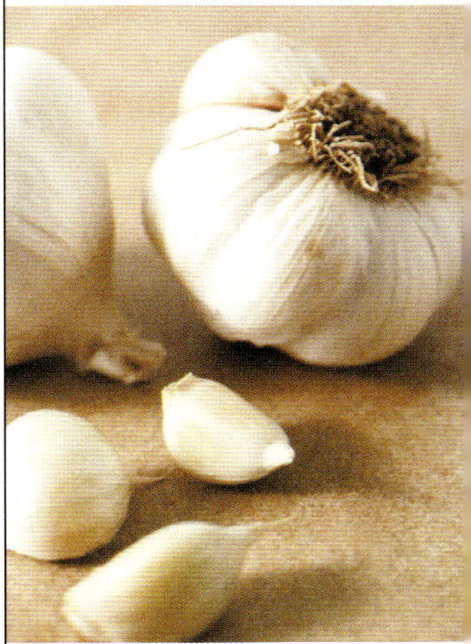

L'ail fait baisser le cholestérol sanguin de 7 à 14 %.

Adopter une bonne hygiène de vie

Oublier la cigarette, contrôler son poids et pratiquer un exercice régulier

Pas besoin de salle de gym, commencer par marcher de plus en plus, pour le plaisir, négliger l'ascenseur, redécouvrir le vélo, la natation, la gymnastique. Apprendre à se relaxer pour mieux évacuer le stress ; sans se mettre au yoga, on peut déjà fermer les yeux, respirer à fond et relâcher les épaules tout simplement. Et pour perdre du poids, mieux vaut faire plusieurs petits repas dans la journée, petit déjeuner, déjeuner, goûter, dîner, qu'un seul gros repas le soir.

Venons-en à notre assiette

Notre manière de manger est fondamentale, elle a des racines culturelles et affectives. Autrefois, on consommait plus de céréales complètes, fruits et légumes riches en fibres et en vitamines, moins de matières grasses et de sucres. Aujourd'hui, notre alimentation est déséquilibrée : céréales raffinées, pas assez de fibres et de vitamines, trop de sucres rapides et trop de graisses saturées. La population chinoise, par exemple, préservée jusque-là des maladies cardiovasculaires, connaît actuellement une augmentation de l'athérosclérose car son alimentation commence à ressembler à la nôtre.
Retrouver les bonnes odeurs et les saveurs oubliées, manger sain et équilibré, voilà les bonnes habitudes à prendre !

S'inspirer du régime crétois

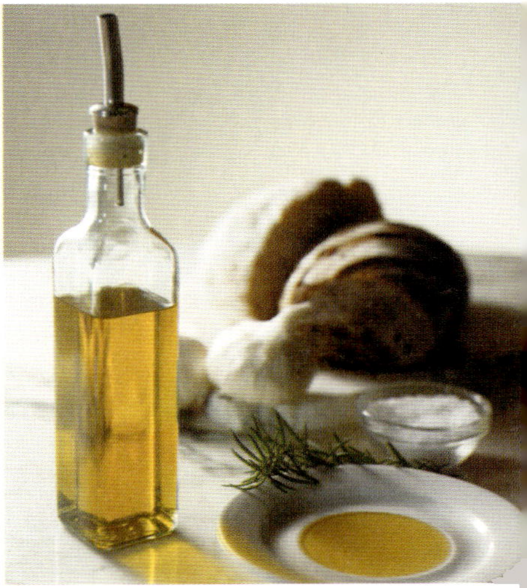

Difficile de changer des habitudes alimentaires parfois acquises dès l'enfance ! Mais comment ne pas être motivé au regard des résultats des nombreuses études : celle dite « des sept pays » a comparé pendant 10 ans la mortalité par maladies coronariennes dans plusieurs pays. Conclusion : les habitants de la Crète semblaient miraculeusement préservés des maladies coronariennes. Que mangent donc les Crétois pour être ainsi protégés ? Des céréales, des légumes verts et secs, très peu de viande, du poisson, de l'huile d'olive. Et en particulier, du pourpier, une variété de salade sauvage, et des noix, tous deux riches en acide alpha-linolénique.

Les bienfaits du régime crétois sur le plan cardiovasculaire ont été démontrés par l'équipe du Docteur Serge Renaud à Lyon : un régime inspiré de l'alimentation crétoise et enrichi en acide alpha-linolénique est beaucoup plus efficace sur la réduction des évènements cardiaques qu'un régime pauvre en graisses saturées et enrichi en acides gras polyinsaturés de type acide linoléique.

Démonstration : 600 personnes ayant eu un infarctus ont été réparties en deux groupes. Le premier a suivi un régime pauvre en graisses saturées et enrichi en acide linoléique (huile de tournesol, maïs). Le second a reçu une adaptation du régime crétois, enrichie en acide alpha-linolénique : plus de pain, de légumes verts et secs, de poisson, des fruits tous les jours, moins de viande, pas de beurre ni de crème, mais de l'huile d'olive et une margarine spéciale à l'huile de colza.
Après vingt-sept mois, les deux groupes avaient les mêmes taux de lipides sanguins mais le nombre d'évènements cardiovasculaires, mortels ou non a été réduit de 70 à 76 % dans le second groupe. Actuellement, le régime méditerranéen est recommandé pour prévenir les maladies cardiovasculaires.

Un régime varié et équilibré

Quels aliments choisir? Il faut éviter au maximum les aliments contenant des graisses saturées, sans pour autant les supprimer totalement, et les remplacer par ceux qui sont riches en graisses polyinsaturées.

Les graisses saturées ne doivent pas être totalement éliminées.

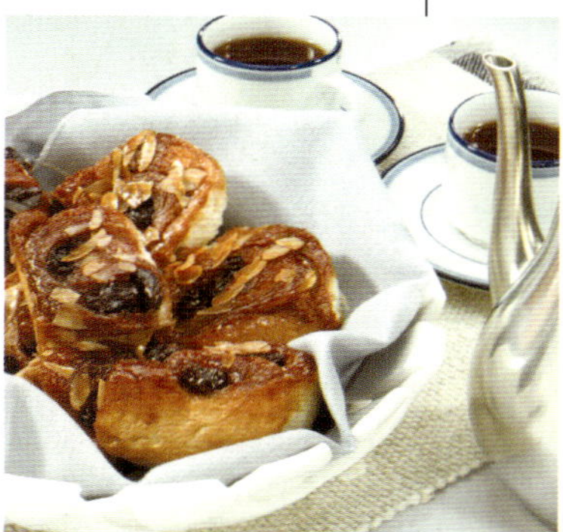

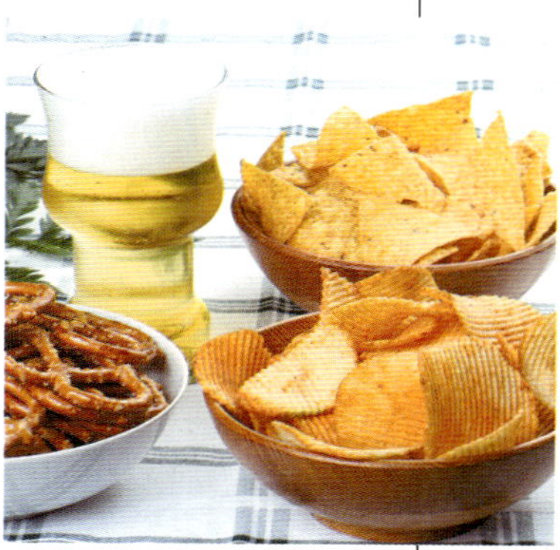

Pour cela, privilégier les huiles végétales (huiles d'olive, colza, soja, pépins de raisins), margarine de colza ou margarine enrichie aux phytostérols, éviter les graisses animales (beurre, crème, produits laitiers non écrémés, charcuterie, lard, abats, viandes grasses, jaune d'œuf).

Attention : si les graisses sont apparentes dans le beurre et les huiles, elles sont « dissimulées » dans certains aliments comme le lait, le fromage, la viande ou les œufs, cachées aussi dans les préparations industrielles (plats cuisinés, viennoiseries, biscuits apéritif). Il faut savoir les déceler.

Les matières grasses

Pour remplacer le beurre, on choisira de l'huile ou de la margarine de colza. Celle-ci est à consommer crue sur des tartines, et peut être incorporée à des pâtisseries et des plats chauds (à faire fondre sur les légumes, les pâtes, les viandes). En revanche, il ne faut pas les faire chauffer. On préfèrera dans ce cas une huile végétale (olive).

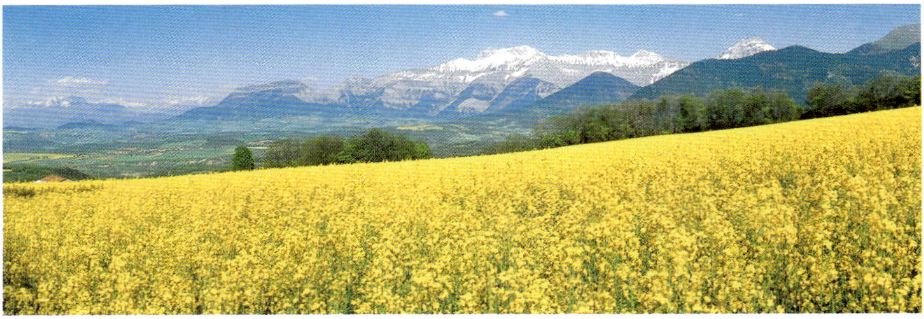

L'huile de colza : un équilibre parfait entre les acides gras essentiels et l'acide oléique.

L'huile d'olive, une huile antique

Nous devons la culture de l'olivier aux Grecs, qui l'ont importée d'Asie Mineure en Europe. Elle est arrivée en Provence avec les Phocéens, fondateurs de Marseille. Déjà appréciée pour ses vertus culinaires, l'huile d'olive servait aussi pour l'éclairage, comme médicament et produit de beauté. L'huile d'olive a toute sa place dans un régime alimentaire préventif. Elle résiste très bien aux températures élevées, ce qui en fait un excellent corps gras pour la cuisson. Cependant, il faut souligner que l'huile d'olive n'apporte pas suffisamment d'acide alpha-linolénique, et qu'elle a tendance à faire grimper les triglycérides. C'est pour ces raisons qu'il est recommandé d'utiliser en parallèle de l'huile de colza.

Les bienfaits du colza

Ce n'est pas une nouveauté, l'huile de colza était déjà utilisée bien avant notre ère en Asie. Les Japonais en sont d'ailleurs de grands consommateurs. Ce n'est qu'au début du siècle qu'elle s'est répandue en France, principalement dans le Nord et l'Est. Accusée à tort d'avoir des effets nocifs sur la santé, elle est en fait très intéressante par sa richesse en acide oléique, et surtout en acide alpha-linolénique, ce qui en fait une huile idéale pour l'assaisonnement (il ne faut pas la faire chauffer).

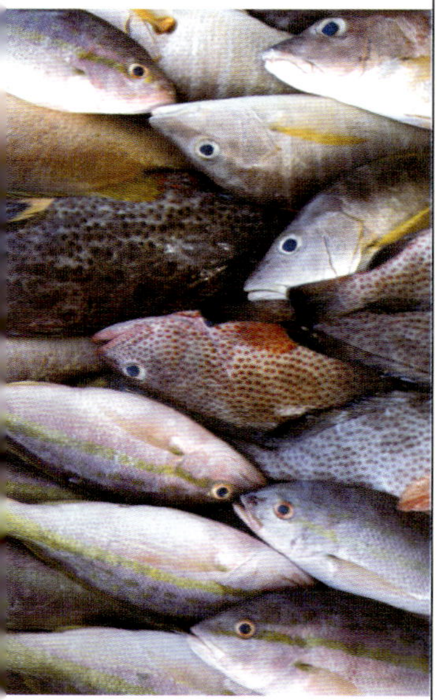

Les poissons gras sont riches en molécules qui fluidifient le sang.

Viande blanche et poisson gras

Le bon choix au rayon protéines.

Le veau est la viande qui renferme le moins d'acides gras saturés.
Pour les autres viandes, on choisira de préférence les morceaux suivants :

- Bœuf : bifteck, rumsteck, faux-filet, steak haché maigre.
- Agneau : côtelette et gigot (sans peau).
- Porc : filet, rouelle, jambon, rôti, côtes.

Il est évidemment déconseillé de manger le gras qu'on prendra soin d'enlever avant la cuisson.
Les volailles sont à privilégier car moins grasses que les autres viandes. Poulet, pintade, dinde, canard, caille, voire autruche, on peut diversifier agréablement les menus. Leur peau étant, comme celle des poissons, riche en graisses saturées, il est conseillé de l'enlever après cuisson.
Eviter au maximum la charcuterie industrielle et préférer les terrines « maison », moins grasses, de lapin ou de volaille plutôt qu'à base de porc. On peut également conseiller le jambon cuit ou dégraissé.
Quant au foie gras, il est certes riche en bons acides gras insaturés, mais il contient aussi 50 % de graisses saturées. On peut en manger mais occasionnellement. Il est de plus très calorique.

Le poisson mérite de figurer plus souvent à nos menus

Non seulement il contient moins de graisses saturées que la viande mais les poissons dits gras (saumon, truite de mer, sardines, hareng, maquereau) sont particulièrement riches en acides gras essentiels de la famille oméga-3, qu'ils fabriquent à partir du plancton, et en vitamines A et D.
Idéalement, il convient d'en manger 2 à 3 fois par semaine. À défaut de poisson frais, on peut consommer du poisson surgelé en préférant les filets aux préparations panées. Attention au mode de cuisson : le poisson gras perd tout son intérêt et devient néfaste frit dans une huile riche en acides gras saturés ; cuit en papillote (papier sulfurisé), il conserve toutes ses qualités.
N'oublions pas les coquillages et crustacés, riches en vitamines et minéraux, à condition de les manger sans beurre !

Les produits laitiers

Les fromages gras et le lait entier sont à proscrire car très riches en acides gras saturés.
Remplacer le lait entier par du lait demi-écrémé dans les plats salés et sucrés. Penser également au lait de soja qui peut très bien remplacer le lait dans toutes vos préparations culinaires. Consommer de préférence des fromages maigres ou secs, des fromages blancs et des yaourts allégés.

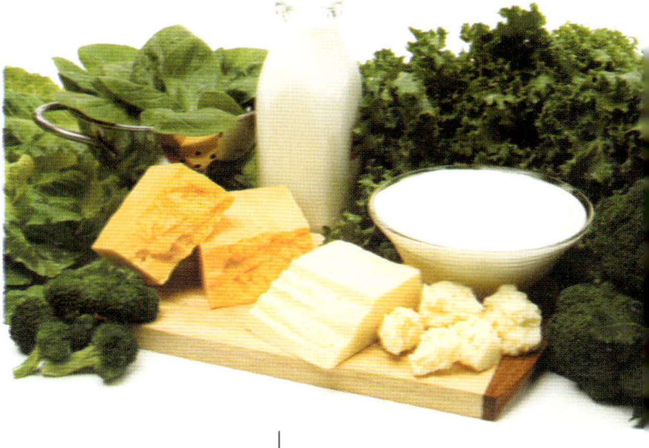

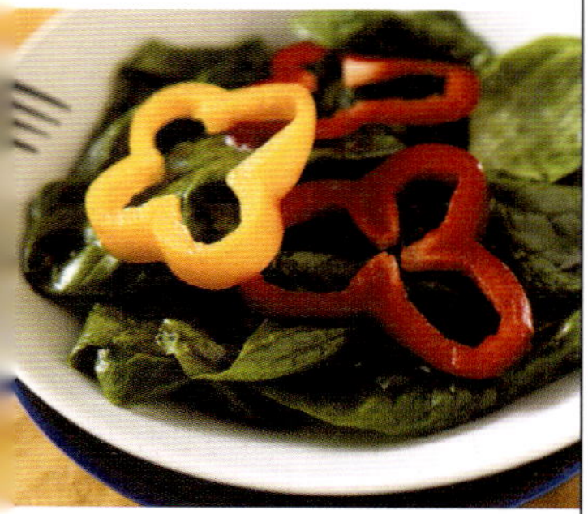

Fruits et légumes à volonté

Riches en substances antioxydantes protectrices, ils apportent aussi des fibres qui facilitent l'élimination du cholestérol.

Idéalement, on devrait consommer au moins 40 grammes de fibres par jour, or l'alimentation quotidienne moyenne des Français en apporte deux fois moins. Les nutritionnistes recommandent donc de consommer 800 grammes par jour de fruits et légumes variés, soit un fruit et un légume à chaque repas principal.

Les fruits et légumes, frais et secs

Pour les légumes, les frais seront consommés crus ou cuits à la vapeur, et on préfèrera, à défaut de produits frais, les surgelés aux conserves qui sont trop salées (artichauts, courgettes, aubergines, brocolis, asperges, haricots verts, épinards). Les crudités (carottes, concombre, tomate, betterave, chou rouge) sont très riches en vitamines et peuvent être assaisonnées légèrement, sans rajout de matière grasse, avec du

Les aliments à limiter

La charcuterie, notamment industrielle

Les abats sauf le foie

La viande grasse (côtes et collier de mouton, échine de porc, onglet de bœuf)

Le beurre, les sauces et pâtisseries à base de beurre (pâte feuilletée, croissant), de crème, d'œufs

Les fromages et laitages gras.

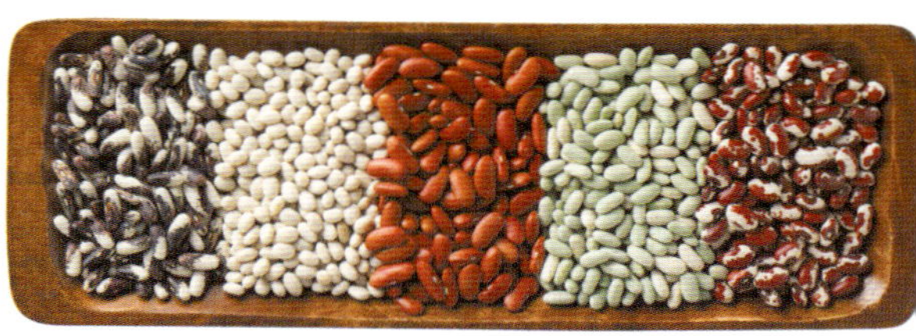

Les français consomment 20 g de fibres par jour. Il leur en faudrait deux fois plus.

citron ou des sauces au yaourt et fromage blanc. Penser aux potages dans lesquels on peut rajouter des aromates.

Les légumes secs (lentilles, haricots secs, fèves, pois cassés, pois chiches), un peu écartés de nos tables, doivent être consommés régulièrement.

Les pommes de terre sont consommées cuites à l'eau ou à la vapeur, au four dans leur peau et servies en « robe des champs », en purée, en gratin.

Pas de repas sans fruit !

On peut les manger en salade, sans rajouter de sucre, cuits en papillote, présentés en brochettes, coupés en morceaux dans un yaourt. Manger les fruits, bien lavés, avec leur peau, c'est la partie la plus riche en fibres.
La pomme est particulièrement bénéfique, elle apaise les « petits creux » entre deux repas.
Les fruits oléagineux (noix, noisettes, amandes) ont été à tort déconseillés aux personnes ayant du cholestérol car réputés très gras. Ils sont au contraire à recommander car riches en acides gras insaturés et en vitamine E. Penser à en manger une poignée tous les jours (non grillés, non salés), mais prudence avec les cacahuètes, qui sont grillées et salées et riches en acides gras saturés !

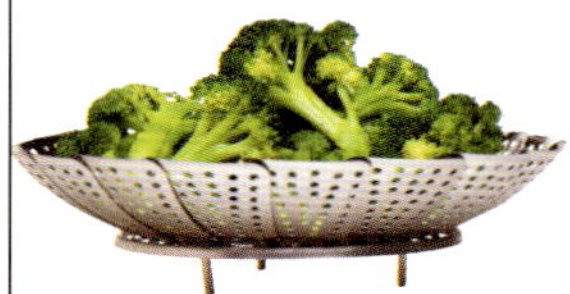

Les nutritionnistes recommandent de consommer 800 grammes par jour de fruits et légumes variés, soit un fruit et un légume à chaque repas principal

Varier les plaisirs

Les œufs

2 à 5 œufs par semaine, sachant que de nombreuses préparations en contiennent : quiches, flans, gâteaux, préparations industrielles. C'est le jaune d'œuf qui doit être consommé avec modération (mais pas totalement éliminé, car c'est une bonne source de phosphatidylcholine, une substance indispensable au cerveau) ; on peut donc utiliser séparément le blanc pour alléger des sauces ou des gâteaux.

Le pain de seigle est recommandé par les experts.

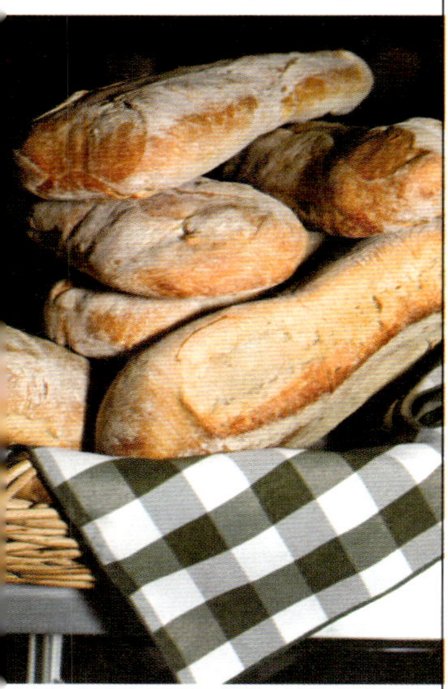

Les céréales

Le pain est à consommer sans restriction, de préférence complet et au levain pour sa richesse en fibres et vitamines. Il en existe de nombreuses variétés : pain de seigle, pain aux noix, aux olives. Et pourquoi ne pas retrouver le plaisir de le faire soi-même : il suffit d'un peu de levure fraîche, de farine et d'eau et de laisser la pâte lever.

Les céréales non sucrées, complètes seront préférées pour le petit déjeuner : flocons d'avoine ou de sarrasin par exemple.

On peut aussi saupoudrer les plats avec du germe de blé, riche en vitamine E.

Les pâtes peuvent être accommodées de mille façons. Le riz sera choisi complet.

Les aromates

User et abuser d'oignon, d'ail, et d'échalote pour parfumer les plats.

Les olives vertes et noires agrémentent certaines recettes (terrines, viandes en sauce) ou peuvent être servies à

l'apéritif telles quelles ou en tapenade avec ail et huile d'olive.
Les assaisonnements sont relevés par les herbes fraîches ou sèches (basilic, thym, ciboulette, persil, menthe, romarin, sauge, cerfeuil, etc..).
Enfin, n'oublions pas les épices : curry, gingembre, muscade, girofle, coriandre, piments.

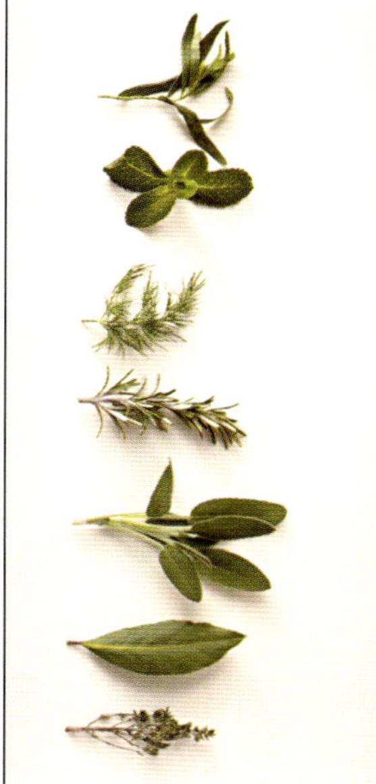

Les desserts

Beaucoup de fruits frais ou cuits à la rigueur. On peut également confectionner quelques desserts et autres pâtisseries dans lesquels on remplacera le beurre par de la margarine de colza et le lait entier par du lait écrémé ou du lait de soja.
Pour les tartes, ajoutez les fruits au dernier moment, ce qui évite de les cuire.
Et autant que possible, limiter tout ce qui contient trop de sucre : confitures, miel, bonbons, sirop, chocolat, biscuits.

Les boissons

En vertu des qualités protectrices du vin à faible dose, on peut boire 2 verres de vin par jour, rouge de préférence. Eviter en revanche les apéritifs et digestifs trop riches en alcool. On recommande de boire un litre et demi de boisson (bien entendu non alcoolisée !) par jour. Les jus de fruits pressés et consommés sur-le-champ sont très riches en vitamines.
Remplacer le café par le thé, ce dernier est riche en substances antioxydantes.
Consommer régulièrement de l'eau minérale, des tisanes variées.

Comment composer vos repas

	Aliments conseillés	Aliments à éviter ou à réduire
Céréales	Pain complet Pâtes, riz complet Flocons d'avoine	Pain blanc, biscottes, viennoiseries, pâtisseries, biscuits Riz blanc Corn flakes, muesli
Produits laitiers	Lait demi-écrémé, yaourts et fromages blancs allégés Fromages à pâte pressée cuite (gruyère, emmenthal, comté, beaufort, cantal, parmesan)	Lait entier, concentré Fromages gras industriels
Viandes	Volaille (sans peau) : poulet, pintade, dinde, canard Jambon Lapin, viandes blanches et maigres	Bœuf persillé Saucisse, côtes de porc Charcuteries
Œufs	5 par semaine en comptant ceux présents dans les préparations	
Poissons	Tous, plus spécialement les gras (hareng, saumon, sardine, flétan, maquereau) Œufs de poisson Crustacés et fruits de mer	Poissons frits
Matières grasses	Huiles végétales (olive, colza, noix, soja) Margarine de colza Margarine enrichie en phytostérols	Huile de palme Beurre, crème, lard Végétaline
Fruits	Tous : fruits frais, secs (noix, noisettes, amandes)	Fruits au sirop
Légumes, crudités	Légumes verts, secs (lentilles, haricots, pois)	
Alcool	Pas plus de 2 verres de vin rouge par jour	Apéritifs, digestifs
Aromates	Fines herbes, épices	Sel
Boissons non alcoolisées	1,5 litre de boisson par jour : eau minérale riche en calcium et magnésium, thé, tisanes	Café
Compléments	Gélules d'huile de poisson, vitamines (B6, B9, B12, E)	

Un régime oméga-3

Les acides gras oméga-3 ont tendance à disparaître de notre alimentation. D'abord parce que les huiles les plus consommées par les Français (maïs, tournesol) n'en contiennent pas, ou très peu. Ensuite parce que les animaux d'élevage - volaille par exemple - sont souvent nourris avec des céréales ou du maïs eux-mêmes pauvres en oméga-3. L'œuf d'une poule nourrie au grain contient 20 fois moins d'oméga-3 que celui d'une poule élevée en liberté, qui picore vers, insectes et plantes. Résultat : nous consommons 10 fois moins d'oméga-3 que nos ancêtres.

Pour rétablir l'équilibre, il faudrait manger plus de légumes verts, de noix, et choisir des viandes d'animaux élevés en liberté. On peut aussi opter pour une huile ou une margarine de colza. Et manger deux fois par semaine du poisson gras en provenance des mers froides (sardine, maquereau, saumon, hareng, thon). À condition de ne pas le faire frire, mais plutôt de le préparer poché ou à la vapeur !

On trouve enfin en pharmacie des suppléments d'EPA et DHA à base d'huile de chair de poisson contenant des oméga-3.

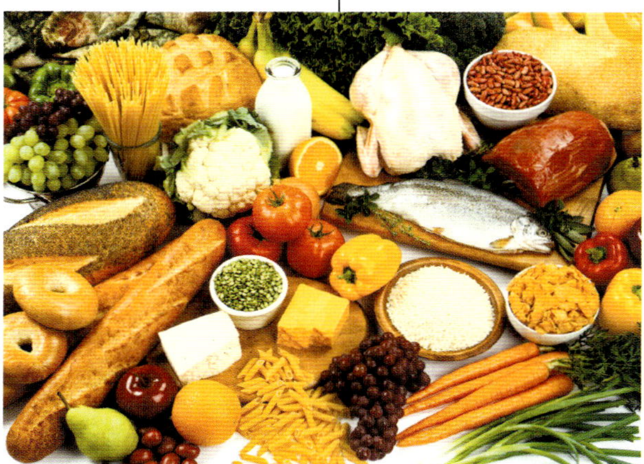

Comment cuisiner et comment manger

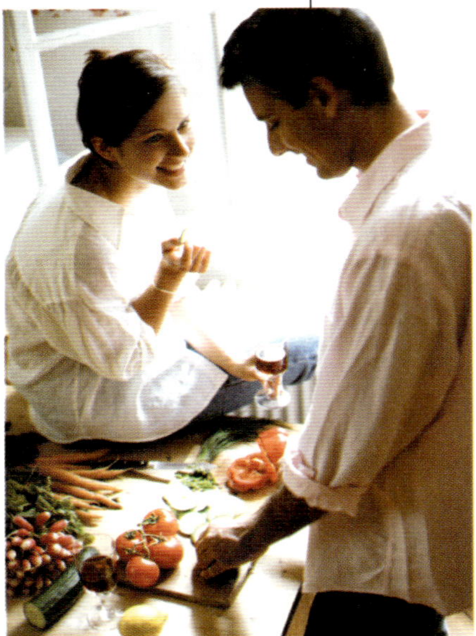

La bonne santé du cœur et des artères ne dépend pas seulement des aliments mais également de la façon dont ceux-ci sont préparés. Votre façon de cuisiner aura un impact direct sur la quantité et la qualité des graisses absorbées. Avec un peu de temps, vous parviendrez à changer vos habitudes et vos repas pourront être à la fois agréables au palais et sans danger pour votre cœur, car régime santé ne veut pas dire ascèse.

Il est facile de diversifier les cuissons sans matière grasse :

- Utiliser des poêles anti-adhésives.
- Viandes au grill, en veillant à ne pas les faire carboniser, ou rôties au four.
- Penser aux marinades, idéales pour éviter les matières grasses et donner un goût subtil aux aliments : viandes et poissons s'y prêtent bien ; ces derniers sont excellents marinés dans un mélange d'huile d'olive, citron et aromates.
- Utiliser du vin pour obtenir une viande moelleuse ou mouiller un poisson cuit au four (vin blanc pour les viandes blanches, volailles et poissons, rouge pour le bœuf et le gibier).

- Poissons au four ou encore mieux, en papillote, les aliments ne se dessèchent pas et les vitamines sont préservées (éviter l'aluminium et opter pour le papier sulfurisé). Penser également au court-bouillon, cuisson sans matière grasse qui parfume agréablement les aliments. Rajouter de l'ail, du citron, des épices et aromates pour relever le goût.
- Légumes cuits à la vapeur ; certains peuvent être grillés.

Attention aux cuissons agressives. Les parties carbonisées des viandes et poissons contiennent des composés cancérogènes.

Ne jamais sauter de repas

- La ration calorique doit être répartie sur plusieurs repas légers.

- Le repas est un moment de détente : manger dans le calme, lentement, savourer !

- Chaque jour, 3 repas équilibrés

- Du pain, de préférence complet, à volonté.

- À chacun des deux repas principaux, une entrée de crudités, un poisson, volaille ou viande blanche (au déjeuner) servis avec des légumes verts ou des céréales, sans oublier un fruit frais en dessert.

- Boire 1,5 litre d'eau (dont thé et tisane) et pas plus de deux verres de vin rouge.

- Manger une poignée de noix ou amandes.

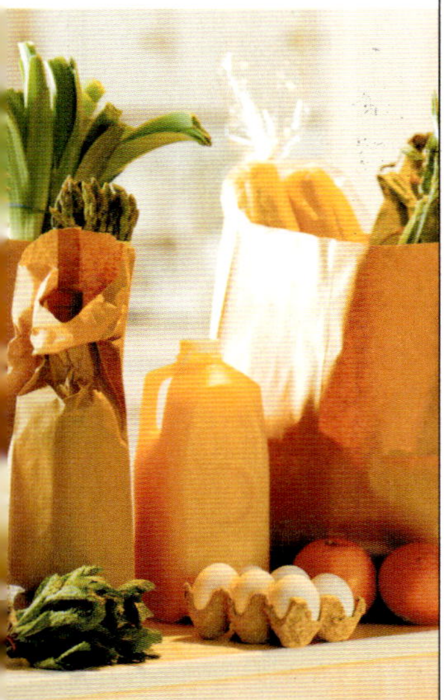

Votre santé est au menu

Quelques idées et astuces pour vos recettes

- Pensez à utiliser de la farine ou de la maïzena pour lier les sauces.
- Cuisinez vos plats en sauce la veille (bœuf bourguignon par exemple), vous pourrez facilement les dégraisser le lendemain (la graisse se fige en surface).
- Pour une mayonnaise allégée (sauce mousseline) : intégrer des blancs d'œufs montés en neige (1/4 de mayonnaise, 3 /4 de blancs d'œufs).
- Sauce vinaigrette : un jus de citron mélangé à de l'huile d'olive ou de colza.
- Sauce bulgare : battre du fromage blanc ou un yaourt avec des aromates (basilic, ciboulette, curry, sel et poivre).
- Remplacer les lardons dans les quiches, salades et plats cuisinés par du jambon nature ou fumé coupé en lanières.
- Pour relever le goût, rajouter à volonté des épices, aromates, citron, ail et oignon.

Quelques menus types :

Petit déjeuner	Thé ou jus de fruit pressé Pain complet avec margarine enrichie en phytostérols Jambon maigre, blanc de poulet, dinde Yaourt Céréales (flocons d'avoine) avec lait demi-écrémé ou lait de soja Fruits
Déjeuner	Eau minérale, 1 verre de vin rouge Pain Crudités : salade verte, salade de tomates, carottes, choux rouges, céleri rave râpés, concombres, betteraves, poivrons, caviar d'aubergines, poireaux vinaigrette avec huile de colza ou d'olive et citron ou sauce au yaourt. Poisson (saumon, flétan, sardines, maquereaux), volaille (poulet, dinde, pintade), lapin ou viande blanche Légumes verts : ratatouille, jardinière de légumes, carottes, tomates, ... Yaourt ou fromage maigre Fruit
Goûter	Thé, poignées de noix, pomme
Dîner	Un verre de vin rouge, eau minérale Pain Crudités ou potage Pâtes, riz, semoule, polenta ou gratins (pommes de terres, poireaux, ...) Yaourt Fruit : en salade, sorbet, compote.

CHOLESTÉROL
LES RÉPONSES À VOS QUESTIONS

La ménopause augmente-t-elle le taux de cholestérol ?

Les femmes sont, en temps normal, protégées par leurs hormones sexuelles (les estrogènes) qui agissent en réduisant le taux de mauvais cholestérol. À la ménopause, la fabrication de ces hormones s'interrompt et le cholestérol des LDL (« le mauvais ») a tendance à augmenter. La prise de traitements hormonaux de substitution, la modification des habitudes alimentaires et un peu d'exercice peuvent suffire à rétablir l'équilibre.

Un régime suffit-il à faire baisser le taux de cholestérol ou faut-il prendre des médicaments ?

Avant tout traitement, il est recommandé de suivre un régime pendant au moins trois mois. Si la baisse du taux de cholestérol n'est pas suffisante et s'il y a d'autres facteurs de risque cardiovasculaire, alors un traitement est à envisager. Quand on a un taux élevé de cholestérol, le régime et les traitements médicamenteux sont complémentaires. N'oublions pas qu'un régime adapté réduit d'un tiers le risque d'infarctus.

Les personnes âgées doivent-elles continuer à prendre un traitement anticholestérol ?

Tout dépend du contexte. S'il s'agit d'une hypercholestérolémie isolée, la baisse du cholestérol n'est plus une priorité. Par contre, en présence d'autres facteurs de risque, hypertension, diabète par exemple, c'est indispensable.

Beurre ou margarine ?

Le beurre est un des aliments les plus riches en graisses saturées qui font augmenter le mauvais cholestérol. C'est le premier des aliments à éviter. Consommer du beurre allégé peut vous aider à maigrir mais ne fait pas baisser le cholestérol. Il est en revanche vivement conseillé d'utiliser des margarines de colza (Primevère) ou des margarines enrichies en phytostérols (Proactiv) à la place du beurre sur les tartines, dans les plats et les gâteaux.
Eviter aussi les graisses solides pour fritures, qui contiennent des molécules déformées, dangereuses pour les artères.

Quelle huile choisir ?

Le corps a absolument besoin de graisses. Il ne faut pas les supprimer totalement de notre alimentation. Privilégier les huiles végétales riches en acides gras insaturés et pauvres en saturés. On choisira pour l'assaisonnement de l'huile de colza ou d'olive mais aussi l'huile de noix, l'huile de soja, tout dépend des goûts. Il existe aussi sur le marché des huiles mélangées, type ISIO 4, qui bien que chères et moins équilibrées que l'huile de colza, permettent un apport minimal en graisses insaturées. Pour des cuissons à température élevée, il convient d'utiliser l'huile d'olive sans la faire fumer car les acides gras insaturés sont alors détruits.

Est-ce que l'aspirine fait baisser le cholestérol ?

L'aspirine n'a pas d'effet direct sur le taux de cholestérol, mais prise à très faibles doses (entre 30 et 200 mg/j), elle fluidifie le sang et prévient les accidents vasculaires en empêchant la formation de caillots. Elle est donc prescrite à long terme aux personnes ayant des antécédents d'accidents cardio et cérébrovasculaires.

Peut-on recommander de boire du vin ?

Une personne qui présente un risque cardiovasculaire élevé et qui ne boit pas de vin ni aucune sorte d'alcool peut se voir conseiller par son médecin de consommer 1 à 2 verres de vin par jour. Hormis ce cas de figure, compte tenu du rôle de l'alcool dans de nombreuses maladies et accidents, il est délicat de recommander le vin, même si à très faibles doses il augmente indirectement le bon cholestérol.

Thé ou café ?

Attention au café : certes, il contient des antioxydants mais il est aussi riche en substances qui élèvent le cholestérol et augmentent la pression artérielle.
Le thé est par contre riche en flavonoïdes qui ont un effet protecteur sur le cœur. Vous pouvez en abuser.

Peut-on prévenir les troubles musculaires quand on prend des statines ?

Des travaux ont montré que les personnes qui reçoivent un traitement à base de statines manquent de coenzyme Q10, une molécule régulatrice très importante. Certains chercheurs pensent effectivement que les statines pourraient provoquer des atteintes musculaires parce qu'elles empêchent les cellules de fabriquer la coenzyme Q10. Aux États-Unis, des cardiologues prescrivent à leurs patients traités avec des statines des suppléments de coenzyme Q10. Il n'existe cependant pour l'instant aucune preuve formelle que la CoQ10 prévient les troubles musculaires des statines.

Comment choisir un complément alimentaire ?

Vous pouvez compléter votre alimentation en prenant un supplément en vitamines B6, B9, B12, vitamine E naturelle (d-alpha tocophérol), en magnésium et potassium à des doses proches des apports conseillés. En cas de cholestérol élevé, vous pouvez essayer la vitamine B3 (acide nicotinique) sur prescription et sous surveillance médicales uniquement, car à certaines doses elle peut être toxique pour le foie : des analyses régulières sont donc nécessaires. Pensez surtout aux gélules de phytostérols. Bakol, vendu en pharmacie, apporte ainsi 800 mg de phytostérols par jour.

Faut-il diminuer le sel ?

Même s'il n'agit pas directement sur le taux de cholestérol, le sel a un rôle néfaste sur le système cardiovasculaire. Il est bien connu qu'il fait grimper la tension artérielle. Eviter d'en rajouter systématiquement dans les plats, d'autant plus que les préparations industrielles (boîtes de conserves, plats cuisinés) sont souvent fortement salées. Si vous supprimez le sel de table, sachez que votre apport en iode et en fluor va aussi diminuer. Veillez donc à ne pas manquer d'iode : demandez conseil à votre médecin.

LEXIQUE

ACIDES GRAS : c'est l'élément principal des matières grasses. Un acide gras se présente sous la forme d'une chaîne d'atomes de carbones (4 à 22). Lorsque chaque carbone est lié au nombre maximum d'atomes d'hydrogène qu'il peut accepter, l'acide est dit saturé. À l'inverse, quand 2 atomes de carbone sont joints par une double liaison et peuvent de ce fait accepter de l'hydrogène, l'acide est monoinsaturé. Lorsqu'il existe plus d'une double liaison, l'acide gras est polyinsaturé.

ADN (ACIDE DÉSOXYRIBONUCLÉIQUE) : l'ADN est le support de l'hérédité. C'est la molécule qui contient l'essentiel des informations nécessaires au développement d'un être vivant et à son fonctionnement. Elle est le constituant principal des chromosomes contenu dans le noyau de la cellule. L'ADN joue un rôle majeur dans la transmission des caractères héréditaires. Lorsqu'une cellule se divise, l'ADN qu'elle contient est répliqué (dédoublé) de manière à ce que les deux nouvelles cellules soient identiques à la première.

ATHÉROME : dépôt de graisses et de cholestérol oxydé dans une artère, avec épaississement de la paroi et formation de tissu fibreux. Athérosclérose : durcissement et épaississement des artères par suite de l'accumulation de graisses oxydées, comme les particules de cholestérol LDL. L'amas de particules provoque la formation d'une plaque d'athérome, qui diminue l'ouverture de l'artère, et freine le passage du sang.

CHOLESTÉROL : stérol apporté par l'alimentation (jaune d'œuf, beurre, abats) et synthétisé par le foie et d'autres organes. Pour son transport par le sang, le cholestérol se lie à des protéines et forme des lipoprotéines. Les unes amènent le cholestérol aux cellules (LDL), les autres le ramènent des cellules au foie (HDL). Le cholestérol LDL est impliqué dans l'athérosclérose. Le cholestérol a un rôle biologique important, puisqu'il est un précurseur de la vitamine D, des hormones stéroïdes et des acides biliaires et qu'il participe à la constitution des membranes cellulaires.

DIABÈTE : trouble métabolique de l'utilisation du sucre de l'alimentation. Le diabète de type 1, ou insulino-dépendant, touche surtout des personnes jeunes, et se manifeste par une sécrétion insuffisante d'insuline. Le diabète de type 2, ou non-insulino-dépendant apparaît surtout après 40 ans, et se manifeste par une résistance des cellules à l'action de l'insuline.

ENZYME : c'est une protéine qui dirige une étape (fabrication d'une autre substance, dégradation, modification). Véritable « outil biochimique », une enzyme ajoute ou enlève des éléments, les modifie, coupe ou associe des molécules, etc... Les enzymes, comme les outils, ont besoin d'une « clé » pour être mises en action. Cette clé qui les active est appelée coenzyme.

HYPERCHOLESTÉROLÉMIE : excès de cholestérol dans le sang (au-dessus de 2 g/l le plus souvent).

HYPERLIPIDÉMIE : excès de lipides dans le sang. L'hypercholestérolémie et l'hypertriglycéridémie sont des hyperlipidémies.

HYPERTENSION ARTÉRIELLE : élévation excessive de la pression artérielle.

INFARCTUS DU MYOCARDE : lésion du cœur qui fait suite à l'obstruction d'une artère coronaire.

LIPIDES : synonyme de graisses. Avec les glucides et les protéines, c'est l'une des trois sources d'énergie de l'alimentation.

LIPOPROTÉINE : molécule composée de graisses et de protéines.

PLACEBO : un composé inerte (dépourvu d'action pharmacologique), utilisé dans les études cliniques pour tester l'efficacité d'une substance active. Dans une étude contre placebo, un groupe des volontaires prend une pilule dépourvue d'effet, alors qu'un groupe comparable prend la substance active. L'intérêt du placebo est d'éliminer, dans la comparaison entre la substance active et son absence, l'effet d'autosuggestion, appelé « effet placebo ».

PHYTOSTÉROLS : stérols végétaux dont la structure chimique s'apparente à celle du cholestérol. La noix est un fruit riche en phytostérols.

RADICAUX LIBRES : molécules hautement réactives, du fait d'un électron célibataire, car non apparié. De très nombreuses fonctions physiologiques génèrent des radicaux libres (production d'énergie, défenses immunitaires, etc) mais leurs effets sont compensés par la présence d'antioxydants. Lorsque le niveau des radicaux libres s'élève (tabac, alcool, pollution, radiations) ou lorsque l'apport en antioxydants diminue, il se créée un déséquilibre qui peut provoquer une altération de tout élément de la cellule : membranes, protéines, gènes... La plupart des lésions ainsi engendrées sont réparées mais elles le sont de moins en moins bien avec l'âge. Ceci explique les phénomènes de la sénescence et l'apparition des pathologies dégénératives dont la fréquence augmente avec l'âge, comme les cancers.

RÉCEPTEUR : système (essentiellement constitué de protéines) situé à la surface des cellules et qui fixe spécifiquement une substance donnée.

THÉRAPIE GÉNIQUE : utilisation des gènes comme médicament, par transfert de gène. C'est une technique encore peu utilisée car encore au stade expérimental.

TRIGLYCÉRIDES : la forme sous laquelle sont apportées la plupart des graisses de l'alimentation, et sous laquelle circulent et sont stockées les graisses du corps. Il s'agit de l'association d'une molécule d'alcool (glycérol) et de trois acides gras.

VITAMINE : molécule organique indispensable au fonctionnement d'un organisme, que celui-ci ne peut synthétiser et qui doit donc lui être apportée (par l'alimentation ou la supplémentation).

BIBLIOGRAPHIE

Amundsen A.L. : *Effects of plant sterol-ester-enriched spread on plasma lipids and safety parameters in children with familial hypercholesterolaemia in controlled and follow-up periods.* European Society of Cardiology 2001. Glasgow (abstract).

Blair S.N. : *Incremental reduction of serum total cholesterol and low-density lipoprotein cholesterol with the addition of plant stanol ester-containing spread of statin therapy.*
Am J Cardiol 2000, 86 : 46-52.

Bourre J-M. : *Le cholestérol.* Privat, Toulouse, 1997.

Boushey C. : *A quantitative assessment of plasma homocysteine as a risk factor for vascular disease: probable benefits of increasing folic acid intakes.*
J Am Med Assn 1995, 274 : 1049-1057.

Brick M.H. : *Helsinki Heart Study: primary-prevention trial with gemfibrozil in middle-aged men with dyslipidemia: safety of treatment, changes in risk factors, and incidence of coronary heart disease.*
N Engl J Med I987, 317 : 1237-45.

Canner P.L. for the Coronary Drug Project Research group. *Fifteen year mortality in Coronary drug Project Patient : long term benefit with niacin.*
J Am Coll Cardiol 1986, 8 : 1245-1255.

Capron L. : *Huiles marines et prévention des maladies cardiovasculaires.*
Rev Prat 1993, 43(2) : 164-168.

De Lorgeril M. : *Mediterranean alpha-linolenic acid-rich diet in secondary prevention of coronary heart disease.*
Lancet 1994, 343 : 1454-1459.

Gey K.F. : *Plasma vitamins E and A are inversely correlated to mortality from ischemic heart disease in cross cultural epidemiology*
ann. NY acad Sci 1989, 570 : 268-282.

Gissi-Prevenzione investigators : *Dietary supplementation with n-3 polyinsatured fatty acids and vitamin E after myocardial infarction: results of the GISSI-Prevenzione trial.*
Lancet 1999, 354 : 447-455.

Gottlieb S.O. : *Cardiovascular benefits of smoking cessation.*
Heart Dis Stroke 1992, 1 : 173-175.

Graham I. : *Plasma homocysteine as a risk factor for vascular disease : the European concerted action project.*
J Am Med Assn 1997, 277 : 1775-1781.

Hegsted D. : *Dietary fat and serum lipids : an evaluation of the experimental data.*
Am. J. Clin. Nutr. 1993, 57 : 875-883.

Hu F.B. : *Dietary saturated fats and their food sources in relation to the risk of coronary heart disease in women.*
Am J Clin Nutr, 1999, 70 : 1001-1008.

Janus E.D. : *The modernisation of Asia. Implications for coronary heart disease.*
Circulation 1996, 94 : 2671-2673.

Julien J-L. : *Vivre avec un cardiaque.*
Editions Josette, Lyon, 2000.

Kaplan J.R. : *Using ethnological principles to study the psychosocial influences on coronary atherosclerosis in monkeys.*
Acta physiolog. Scand 1997, 161(640) : 96-99.

Keys A. and coll : *The diet and 15-year death rate in the seven countries study.*
Am. J. Epidemiol. 1986, 124 : 903-915.

Kris-Etherton P. : *The effects of nuts on Coronary Heart Disease risk.*
Nutr Rev 2001, 59(4) : 103-111.

Law M. : *Why heart disease mortality is low in France: the time lag explanation.*
BMJ 1999, 318 : 1471-1480.
Lipid Research Clinics Program. *The lipid research clinics coronary primary prevention trial results: I. Reduction in incidence of coronary heart disease.*
JAMA 1984, 251 : 351-64.

Losonczy K. : *Vitamin E and vitamin C supplement use and risk of all-cause and coronary heart disease mortality in older persons: the established populations for epidemiologic studies of the elderly.* Am J Clin Nutr, 1996, 64 : 190-196.

Malinow M.R. : *Homocysteine diet and cardio-vascular diseases : a statement for healthcare professionals from the Nutrition Committee,* American Heart Association. Circulation 1999, 99 : 178-182.

Marcos N.C. : *Modulation of lipid profile by fish oil and garlic combination.* J Natl med Assoc 1997, 89 : 673-678.

Miettinen T.A. : *Reduction of serum cholesterol with sistanol-ester margarine in a midly hypercholestero-lemic population.* N Engl J Med 1995, 333 : 1308-12.

Morel D.W. : *Endothelial and smooth muscle cells alter low density lipoprotein in vitro by free radical oxidation.* Arteriosclerosis 1984 : 357-364.

Mukamal K.J. : *Prior alcohol consumption and mortality following acute myocardial infarction* 2001, 285 : 1965-1970.

Nygard O. : *Plasma homocysteine and mortality in patients with coronary heart disease.* N Engl J Med 1997, 337 : 230-236.

Renaud S. : *Le régime santé.* Editions Odile Jacob, Paris, 1995.

Rimm E. : *Folate and vitamin B-6 from diet and supplements in relation to risk of coronary heart disease among women.* J Am Med Assn 1998, 279 : 359-364.

Rimm E. : *Vitamin E consumption and the risk of coronary heart disease in men.* New Engl J Med 1993, 328 : 1450-1456.

Souccar T. : *Anticholestérols : 40 ans de casse.* Sciences et Avenir 2001, 656 : 62-65.

Stamler J. for the Multiple Risk factors intervention Trial Research Group : *Is relationship between serum cholesterol and risk of premature death from coronary heart disease continuous and graded,* Findings in 356 222 primary screenees of the MRFIT. JAMA 1986, 256 : 2823-2828.

Stampfer M. : *Vitamin E consumption and the risk of coronary disease in women.* New Engl J Med 1993, 328 : 1444-1449.

Stephens N. : *Randomised controlled trial of vita-min E in patients with coronary disease: Cambridge Heart Antioxidant Study* (CHAOS). Lancet 1996, 347 : 781-786.

Sytkowsky P.A. : *Sex and time trends in cardio-vascular disease incidence and mortality : The Framingham Heart Study,* 1950-1989. Am. J. Epidemiol 1996, 143 : 338-350.

The Scandinavian simvastatin Survival Group: *randomised trial of cholesterol lowering in 4444 patients with coronary heart disease : the Scandinavian Simvastatin Survival Study (4S).* Lancet 1994, 344 : 1383-89.

Woo K.S. : *Westernization of Chinese adults and increased subclinical atherosclerosis.* Arterioscler. Thromb Vasc Biol 1999, 19 : 2487-2493.

Yam D. : *Diet and disease: the Israeli paradox. Possible dangers of a high omega-6 polyunsatu-rated fatty acid diet.* Isr J Med Sci 1996, 32 : 1134-1143.

Les titres disponibles chez Alpen Éditions :